MARIA SOMMER

DMSO

Praxisbuch

Dimethylsulfoxid - Der Schlüssel
zur Zellreinigung und Verjüngung.

WirmachenDruck.de
Sie sparen, wir drucken!

Email: info@edition-jt.de
www.edition-jt.de

JT Handels UG
Berumer Str. 44
26844 Jemgum

Inhalt

Die Alternative: DMSO

Das Lösungsmittel Dimethylsulfoxid, unter der Abkürzung DMSO bekannt, ist ein wahrer Wundervollbringer und wird auch als solcher beschrieben. Es handelt sich um eine natürliche organische Schwefelverbindung aus der Natur, die sich aus Holzbestandteilen zusammensetzt. Obwohl dieses alternative Heilmittel bisher innerhalb der Pharmaindustrie und Wissenschaft nur wenig Verwendung findet, verzeichnet das DMSO zahlreiche Behandlungsmöglichkeiten für verschiedene Erkrankungen bei Menschen auf der ganzen Welt. Zum Einsatz kommt es beispielsweise bei chronischen Schmerzen, allerlei Arten von Entzündungsprozessen sowie Hautproblemen. Ob als Einzelmittel oder auch als Kombinationspräparat mit anderen Medikamenten, dieses Lösungsmittel erzielt bei nahezu allen bekannten Problemen eine wirksame und bemerkenswerte Linderung.

DMSO kann, auf die Haut aufgetragen, eine entzündungshemmende Wirkung erzielen oder auch zur Linderung von jeglichen Arten von Schmerzen eingesetzt werden. Bereits frühere Studien an Menschen haben gezeigt, dass der Erfolg bei medizinischen Beschwerden sehr vielversprechend ist und die Genesung sowohl bei Brandwunden als auch bei Verletzungen der Muskeln beschleunigen kann. Egal, an welcher Krankheit oder an welcher Art von Beschwerden Sie möglicherweise leiden, mit DMSO haben Sie ein sehr gutes Heilmittel aus der Natur, um eine Linderung bestmöglich zu erfahren.

In diesem Ratgeber erhalten Sie fundiertes Wissen über das Wundermittel und tauchen tief in die Geschichte und Wirksamkeit ein. Sie erfahren, wie das DMSO in Ihrem Körper wirkt, bei welchen Beschwerden es eingesetzt werden kann, worauf Sie bei der Aufbewahrung und auch der Anwendung achten sollten, welche Neben- und Wechselwirkungen möglicherweise auftreten können und wie Sie DMSO ganz einfach selbst herstellen. In einem weiteren umfangreichen Kapitel erhalten Sie viele verschiedene Einsatzbereiche und Anwendungsgebiete mit passenden Rezepten, bis Sie in den letzten beiden Kapiteln alles über den richtigen Erwerb von DMSO erfahren und schlussendlich einen Überblick zur Anwendung bei Haustieren erhalten.

Dieser Ratgeber richtet sich an alle, die an Dimethylsulfoxid interessiert sind und mithilfe des notwendigen Basiswissens jegliche Beschwerden selbstständig behandeln wollen können. Das Heilmittel DMSO mit seinen vielen positiven Wirkungsweisen kann Ihnen ein gesundes und schmerzfreies Leben ermöglichen.

DMSO – ein natürliches und vielseitiges Hausmittel

DMSO, auch als „Wundermittel" bezeichnet, ist die Abkürzung für Dimethylsulfoxid und eine geruchs- sowie farbneutrale und bitter schmeckende Flüssigkeit, bestehend aus zwei Methylgruppen (CH3), einem Sauerstoff- sowie Schwefelatom.

Da DMSO ein Lösungsmittel ist, kann es Fette und Wasser gleichermaßen gut binden. Die Verwendbarkeit ist demnach sehr vielfältig, ganz besonders im industriellen Bereich, um beispielsweise Fett von Metallen zu befreien. In der Kosmetikindustrie wird DMSO oft auch als Trägersubstanz verwendet.

DMSO wurde damals von einem Forscher als Zwilling von Wasser bezeichnet, da eine starke Ähnlichkeit in Bezug auf Form und Größe der Moleküle herrscht, dadurch verbinden sie sich bestens miteinander. Wasser besitzt zwei Wasserstoffatome, DMSO hingegen sechs, und genau diese haben eine Wirkung, ähnlich wie ein Magnet. Andere Moleküle werden angezogen, dabei jedoch nicht verändert.

Seit mehr als 100 Jahren ist dieser Stoff bereits bekannt und ein immer beliebteres Heilmittel, auch aufgrund seiner einfachen Anwendung. Egal, ob simple, kleine Alltagsbeschwerden, oder auch stark schmerzende Erkrankungen, mit DMSO lassen sich bemerkenswerte Erfolge erzielen. Dennoch sind bis heute nicht alle Wirkungsweisen im Einzelnen erforscht, da DMSO sehr komplex ist.

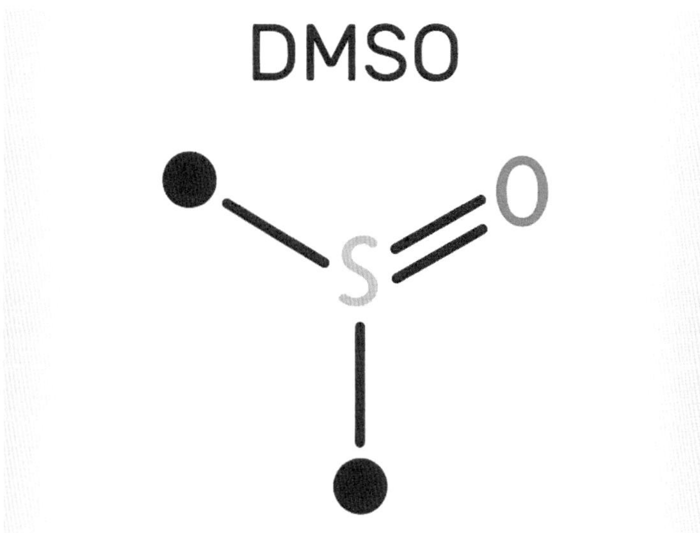

Hört oder liest man den Begriff Dimethylsulfoxid, so wird dieser meist mit Chemie und chemischer Herstellung assoziiert. Doch gewonnen wird dieser Stoff aus Baumholz und er ist lediglich ein Nebenprodukt bei der Produktion von Holzstellstoff, besser bekannt als Papier.

Wie bereits erwähnt, handelt es sich bei DMSO um eine organische Verbindung von Schwefel. Nimmt der Körper DMSO auf, wandelt er dieses nach und nach in organischen Schwefel, genannt MSM, um. Nachweislich ist Schwefel unabdingbar für den gesamten Körper und Organismus. Schwefel wird von Haut, Haaren, Sehnen, Knochen und auch Knorpel benötigt, um gut arbeiten zu können. Auch kann der Körper nur mit Hilfe von Schwefel Antioxidantien und Aminosäuren herstellen. Ein Mangel an Schwefel bringt unterdessen folgende Beschwerden mit sich:

- Depressionen
- brüchige Fingernägel
- Durchblutungsstörungen
- Haarausfall
- Probleme und Krankheiten der Gelenke
- Stimmungsschwankungen
- schlaffes Bindegewebe

Methylsulfonylmethan, kurz MSM genannt, ist eine organische und schwefelhaltige Verbindung und zeigt großartige Wirkungen bei Beschwerden im Bereich des Rückens und auch der Gelenke. Es ist entzündungshemmend, schmerzlindernd, wundheilend, regeneriert Gelenke und senkt Stress. Ebenfalls wie DMSO ist MSM im Handel erhältlich.

Exkurs:

Entstehung und Wirkung von Schwefel im Körper

Schwefel ist beispielsweise in der Lebensmittelindustrie unter dem Begriff Sulforaphan bekannt. Besonders in Kreuzblütlern wie in jungem Brokkoli oder Blumenkohl sowie Rosenkohl ist ein Stoff mit Namen Glucoraphanin in hoher Konzentration zu finden. Vermischt sich dieser im Mund beim Kauen mit Speichel, wird Sulforaphan erzeugt.

Vorsicht ist bei Menschen mit der Erkrankung Colitis ulcerosa, eine chronisch-entzündliche Darmerkrankung, geboten, da diese den hohen Schwefelgehalt nicht gut vertragen und mit einer merklichen Verschlechterung der Symptome zu kämpfen haben. Verantwortlich ist die Unfähigkeit, das Mineral abzubauen. Allerdings kann diese Reaktion abgefangen werden, wenn DMSO in Kombination aufgenommen wird.

Weitere schwefelhaltige Lebensmittel sind:

- Eier
- Geflügel
- Fisch
- Hülsenfrüchte
- Sesam
- Rindfleisch
- Cashewkerne
- Mandeln
- Sonnenblumenkerne
- Kokosnuss
- Milchprodukte
- Ananas
- Bananen
- Wassermelone
- Senfkörner
- Spargel
- Lauch
- Schnittlauch
- Erbsen
- Süßkartoffel
- Kresse
- Avocado
- Tomaten
- Zwiebeln
- Knoblauch
- Kakao
- Tee
- - Kaffee

Anmerkung:
Laut Ayurveda sollte prinzipiell der Konsum von Zwiebeln, Knoblauch, Fleischprodukten sowie den drei genannten Getränken nur in geringen Mengen erfolgen, da diese den Körper vermehrt übersäuern, was im Nachgang zu Krankheiten führen kann.

Organischer Schwefel ist deshalb so wichtig, da der Körper diesen auf Zellebene leicht verwenden kann, während in der Natur vorkommender Schwefel meist giftig ist. Mithilfe von DMSO kann der Schwefel in die Zellen transportiert werden und dort gesundheitliche Vorteile für den gesamten Organismus mit sich bringen, wie beispielsweise:

- Antreibung des Zellstoffwechsels
- hilft bei der Produktion von Energie auf Zellebene
- macht Haare geschmeidig und gesund
- sorgt für eine zarte Haut und kräftige Fingernägel

Die meisten Krankheiten, die auftreten, haben ihre Ursache in der Toxizität. Ist eine Zelle toxisch, kann sie sich nicht mehr selbst reparieren. Daher ist eine Reinigung und Entgiftung notwendig. DMSO als Schwefelverbindung kann somit den Körper bei der Entgiftung von Schwermetallen wie Arsen, Blei, Aluminium oder Cadmium unterstützen. Diese docken am Schwefel an und durch Ausscheidung werden sie aus dem Körper transportiert. Durch diese Reinigung ist es den Zellen wieder möglich, auf gesunde Nährstoffe zuzugreifen, damit die Reparatur und das Wachstum stattfinden können.

Auch Entzündungen sind die Säulen, auf denen viele Krankheiten aufbauen. Als fast stärkster Radikalfänger wird dem DMSO eine immunnormalisierende Wirkung zugesprochen, das heißt, dass das Immunsystem in der Abwehr ansteckender Krankheiten unterstützt wird und DMSO sogar Auto-Immunerkrankungen behandeln kann. DMSO bindet sich an Radikale und der Körper kann diese ausstoßen. Membranen werden ebenfalls gekräftigt, sodass das Auslaufen von verletzten Zellen abgeschwächt oder ganz aufgehalten wird.

Exkurs:

Freie Radikale und die Wirkung im Körper

Freie Radikale sind instabile Moleküle mit einem ungepaarten Elektron. Aus diesem Grund sind sie sehr aggressiv und zugleich reaktionsfreudig. Sie greifen andere vollständige Moleküle an und zerstören diese, indem sie ein Elektron stehlen. Die Folge ist die Entstehung weiterer freier Radikale, die den Körper und die verschiedenen Organfunktionen auf Dauer schädigen. Der Körper und die Enzyme sind zwar in der Lage, freie Radikale abzufangen, kommt es allerdings zu einer regelrechten Überflutung, ist dies nicht mehr möglich.

Ein Tipp, um freie Radikale abzufangen:
Ein gesunder Lebensstil mit einem geringen Stresspegel sowie der Konsum von Antioxidantien, welche die Gegenspieler der freien Radikale sind und diese neutralisieren, können den Körper bestens unterstützen.

Zu den besten Antioxidantien-Lieferanten zählen unter anderem:

- Äpfel
- Brokkoli
- Brombeeren
- Heidelbeeren
- Johannisbeeren
- Kaffee
- Kakao
- Karotten
- Nüsse
- rote Paprika
- Sprossen
- Tomaten

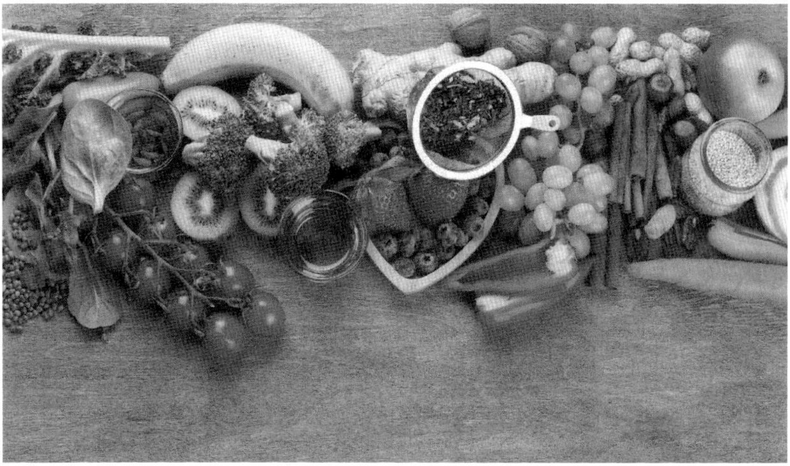

Achten Sie unterdessen darauf, dass Sie Obst und Gemüse mit der Schale essen, da sich direkt unter dieser die meisten Antioxidantien befinden. Zusammenfassend lässt sich sagen, dass Sie mit den Vitaminen C und E sowie Selen, sekundären Pflanzenstoffen und Zink dem Körper Antioxidantien zuführen.

In der Naturheilkunde wird DMSO sehr gerne mit Kräutern, Heilpflanzen und Pilzen kombiniert, da die Schwefelverbindung die Bioverfügbarkeit erhöht.

Unter dem Begriff Bioverfügbarkeit versteht man, wie umfangreich und schnell ein Wirkstoff vom Körper aufgenommen wird und im Blutkreislauf ankommt, um dort die heilende Wirkung zu entfalten.

Beispielsweise sind Kräuter wie

- Baldrian,
- Brennnessel,
- Fenchel
- Hopfen und
- Kamille

sehr beliebt. Während Baldrian und Hopfen eine sehr beruhigende und ausgleichende Wirkung auf Körper und Geist haben, tragen Fenchel und Kamille zu einer krampflösenden, entzündungshemmenden und antibakteriellen Wirkung bei. All diese heilsamen Wirkungsweisen werden von DMSO unterstützt.

Weiterhin ist das DMSO wie ein Vasodilatator. Das bedeutet, dass die Blutgefäße erweitert werden und das Blut leichter in Areale fließen kann, in denen es zu Schädigungen gekommen ist. Ist beispielsweise eine Stelle im Körper durch einen Unfall verletzt, kann es dazu kommen, dass der Verletzungsbereich weniger durchblutet wird, was folglich zu einem Blutmangel führt. DMSO kann diesen Blutmangel verhindern, indem die Klebrigkeit der Blutplättchen reduziert, die Sauerstoffzufuhr erhöht wird sowie die Produktion der Erythrozyten (weiße Blutkörperchen) und Makrophagen ansteigt. Beide letztgenannten Zellen sind für die Zerstörung von Krankheitserregern im Körper verantwortlich.

DMSO besitzt folgende Wirkungsweisen:

- abschwellend bei Verstauchungen
- bekämpft Viren, Pilze und Bakterien
- beruhigt das zentrale Nervensystem
- durchblutungsfördernd
- entzündungshemmend
- gefäßerweiternd
- juckreizhemmend, beispielsweise bei Insektenstichen oder Neurodermitis
- Muskulatur entspannend
- narbenglättend
- schmerzlindernd
- wundheilungsfördernd

Durch das bemerkenswerte schnelle Eindringen von DMSO in die Haut wird das Gewebe der Unterhaut entwässert, was den großen Vorteil hat, dass das Mittel sehr schnell in den Blutkreislauf und damit in jede einzelne Zelle gelangt. Bei der Zelle angekommen, verfügt DMSO über die erstaunliche Fähigkeit, die Zellmembranen zu passieren und letztendlich den Zellkern zu erreichen. Bereits nach 5 Minuten ist DMSO im Blut messbar und erreicht nach vier bis sechs Stunden den Höhepunkt, bevor es binnen ein bis drei Tagen absinkt.

Diese unglaubliche Eigenschaft macht das DMSO zu einer ganzheitlichen Behandlung von unterschiedlichen Beschwerden.

Die Anwendung von DMSO hat sich unterdessen bei folgenden Beschwerden beziehungsweise Krankheiten bewährt:

- ADHS
- Akne
- Allergien
- Arthrose
- Atemwegserkrankungen
- Bänderriss
- Bandscheibenvorfall
- Bauchspeicheldrüsenentzündung
- Borreliose
- Bronchitis
- Burnout
- Demenz
- Durchblutungsstörungen
- Erkrankungen des Urogenitaltrakts
- Gehirnverletzungen
- Herpes
- Infektionen
- Insektenstiche
- Krampfadern
- Krebserkrankungen
- Magengeschwüre
- Migräne und Kopfschmerzen
- Mittelohrentzündung
- Nagelpilz
- Nasennebenhöhlenentzündung
- Nebenwirkungen durch Chemotherapie
- Neurodermitis
- Ohrgeräusche
- Prostataentzündung
- Schlaganfall
- Schleimbeutelentzündung
- Schuppenflechte
- Sehnenentzündung
- Sportverletzungen
- Verletzung des Rückenmarks
- Zahnschmerzen

Da DMSO zahlreiche heilende Eigenschaften und Wirkungsweisen besitzt, erhalten Sie nachfolgend einen Überblick darüber.

Diese Eigenschaften weist DMSO in Ihrem Körper auf:

- **Antianämisch:** DMSO kann den Hämoglobinwert anheben und bei Patienten mit Blutarmut wirksam sein.
- **Antibakteriell:** DMSO hat eine antibakterielle Wirkung und kann Bakterien reduzieren sowie abschwächen. Besonders wirksam ist DMSO in Kombination mit Antibiotika, da Bakterien, die bereits eine Resistenz gegen Antibiotika entwickelten, so wieder zugänglich gemacht werden können. Folgende Bakterien können mit DMSO gehemmt werden:
- **Pseudomas** (antibiotikaresistente Bakterien)
- **Staphylococcos aureus** (Bakterien bei vielen Infektionen)
- **Escherichia coli** (Darmbakterien)
- **Antifibroplastisch:** Verklebtes Bindegewebe kann mithilfe von DMSO wieder aufgelockert werden. Neues Bindegewebe wird stabilisiert und die Wundheilung wird beschleunigt.
- **Antioxidativ:** Als nahezu stärkstes Antioxidans fängt DMSO die hochschädlichen freien Radikale ein und transportiert diese aus dem Körper, sodass der gesamte Organismus vor oxidativem Stress geschützt wird. Vorbeugend eingenommen, lässt DMSO Erkrankungen, die durch freie Radikale verursacht werden, erst gar nicht entstehen.
- **Antiviral:** Viren werden durch DMSO bekämpft und die Oberfläche aufgelöst, sodass der übrigbleibende Viruskern chancenlos gegenüber dem Immunsystem ist.
- **Durchblutungsfördernd:** DMSO ist in der Lage, die Durchblutung im gesamten Organismus und im Gewebe zu fördern.
- **Entzündungshemmend:** Die beste und bekannteste Eigenschaft von DMSO ist die Linderung von Entzündungen, sei es chronisch oder akut, da Flüssigkeitsansammlungen in den Entzündungsherden zurückgebildet werden oder ganz verschwinden. Verantwortlich hierfür ist vor allem auch das Zusammenspiel der vielen verschiedenen Eigenschaften, die das DMSO besitzt und auszeichnet. Entzündliche Prozesse werden schneller und besser abgebaut.
- **Gefäßerweiternd:** Die Gefäße, vor allem die Blutgefäße, erweitern sich durch DMSO, was den großen Vorteil hat, dass das Blut besser durch den Organismus fließen kann und der Blutdruck zudem gesenkt wird. Eine allgemein bessere Zirkulation des Blutes kann im Körper stattfinden. Ebenso wird das Herz entlastet, was ganz besonders Menschen mit einer Herzinsuffizienz zugutekommt.

- **Gerinnungshemmend:** Kommt es zu einer Operation, einer längeren Bettlägerigkeit oder einer schweren Erkrankung, besteht die Gefahr einer Thrombose. DMSO kann diese verhindern und Gefäßverschlüsse vermeiden. Durch den gerinnungshemmenden Effekt profitieren auch Patienten mit einer künstlichen Herzklappe von DMSO.
- **Herzstärkend:** Das Herz wird durch DMSO gestärkt und die Muskelkraft sowie die Herzkammerfüllung werden angeregt. Weiterhin blockiert DMSO den Kalziumstrom, der das Herz stark belastet.
- **Immunstärkend:** Das Immunsystem profitiert sehr von DMSO und wird langfristig effektiver sowie bei Erkrankungen in der Abwehr gestärkt, da die angegriffenen Zellen mithilfe von DMSO schneller regenerieren.
- **Konzentrationsfördernd:** DMSO hat eine entspannende Wirkung auf den Körper, was nicht zuletzt einen positiven Einfluss auf die Konzentration und das allgemeine Wohlbefinden hat.
- **Membranaktiv:** DMSO kann alle Barrieren ohne Probleme durchdringen und bis in den Zellkern gelangen.
- **Muskelentspannend:** Kommt es im Körper zu Muskelverspannungen, etwa durch Überbelastungen, eine falsche Haltung oder durch Verkrampfungen, kann DMSO die Muskeln entspannen und den damit einhergehenden Schmerz beseitigen.
- **Narbenglättend:** DMSO kann kaputtes Gewebe regenerieren und somit durch die kollagenähnliche Funktion das Narbengewebe rückgängig machen. Es ist dabei egal, ob es sich um ältere Narben handelt oder um frisch gebildete. Lediglich die Dauer der Anwendung spielt eine Rolle, da es bei älteren Narben mehrere Monate dauern kann, bis diese sich zurückbilden. Wenden Sie DMSO hingegen sofort bei offenen Wunden an, kommt es erst gar nicht zur Bildung einer Narbe.
- **Penetrationsverstärkend:** Kaum ein Mittel schafft es, alle Membranen ohne Probleme zu durchdringen und bis in den Zellkern zu gelangen. Daher ist eine Kombination mit anderen Medikamenten von Vorteil, damit diese gezielt ihre Wirkung dort entfalten können, wo sie benötigt wird.
- **Sauerstoffsättigend:** Kommt es im Körper zu einem verminderten Sauerstoffgehalt im Gewebe, fehlt es den Zellen an Energie und sie können ihre Funktion nicht mehr richtig ausführen. DMSO verbessert die Sauerstoffsättigung und lässt Zellen wieder atmen.
- **Schmerzlindernd:** Ganz egal, ob chronisch oder akut, DMSO kann Schmerzen aller Art hemmen und die Nerven blockieren, da die Reizleitung unterbrochen wird und somit das Schmerzsignal nicht mehr weitergeleitet werden kann. Es spielt dabei keine Rolle, um welche Schmerzen es sich handelt und worin deren Ursache liegt.

- **Wirkverstärkend:** Durch die bipolare Eigenschaft kann DMSO den Körper durchdringen und somit Medikamente huckepack direkt in die Zellen transportieren und deren Wirkung verstärken.
- **Wundheilungsfördernd:** Der Heilungsprozess bei Wunden, vor allem, wenn es sich um offene Wunden handelt, verläuft mithilfe von DMSO schneller, da das Lösungsmittel dabei hilft, dass sich eine gesteigerte Anzahl an Zellen neu bildet.
- **Zellschützend:** DMSO kann die rund 70 Millionen Zellen im Körper schützen und somit vorbeugend gegen zahlreiche Erkrankungen sein. Bereits angegriffene Zellen regenerieren sich wieder, um die Funktion wieder aufnehmen zu können.

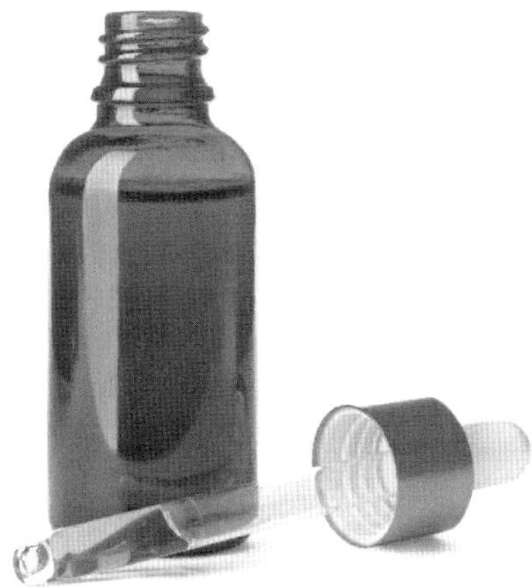

Auf einen Blick:

- Dimethylsulfoxid, kurz DMSO genannt, ist ein bipolares Lösungsmittel.

- Als Nebenprodukt bei der Papierherstellung handelt es sich bei DMSO um eine organische Schwefelverbindung.

- Organischer Schwefel besitzt viele wichtige Funktionen für den Körper und hilft unterdessen bei der Entgiftung und Reinigung von Schwermetallen.

Gemeinsam mit Speichel wird DMSO zu MSM umgewandelt.

- DMSO gehört zu den stärksten Radikalfängern.

- Die Gefäße werden durch DMSO erweitert, sodass der Blutfluss in den Bereich der Verletzungen gesichert ist.

- DMSO überwindet Zellwände und Membranen und gelangt bis zum Zellkern.

Über die Herkunft und Geschichte von DMSO

Im Jahr 1866 wurde DMSO von dem russischen Wissenschaftler Dr. Alexander Michailowitsch Saizew (1841–1910) entdeckt. Durch einige wissenschaftliche Versuche konnte er feststellen, dass sich DMSO sehr gut mit anderen Stoffen verbindet. Es erinnerte ihn an Petroleum, da die Konsistenz sehr ölig war, und aus diesem Grund sah er DMSO in seiner Verwendung als Entfetter, Lösungsmittel, Frostschutzmittel und Farbverdünner. 1867 wurden diese Erkenntnisse in einem deutschen Journal veröffentlicht, doch die Öffentlichkeit schenkte diesen nur wenig Beachtung, sodass DMSO bald wieder in Vergessenheit geriet.

Nach dem Zweiten Weltkrieg (1939–1945) wurden erstmalig wieder Chemiker im Jahr 1956 in Großbritannien auf DMSO aufmerksam und erkannten die Wirkung als Frostschutzmittel, um rote Blutkörperchen, Gewebe und andere Zellen einzufrieren.

1960 kam es zu einer erneuten Wiederentdeckung durch den amerikanischen Chirurgen Dr. Stanley Jacob (*1924), der auf der Suche nach einem Mittel zum Konservieren von Transplantationsorganen war und dabei feststellen konnte, dass DMSO weitaus mehr als ein einfaches Lösungsmittel war. Er wagte sich an Experimente und bei einem dieser verschüttete er aus Versehen DMSO auf seiner Hand. Schon nach kurzer Zeit konnte er einen merkwürdigen Geschmack im Mund ausmachen, der ihn an Austern erinnerte, und schlussfolgerte daraus, dass der Stoff über die Haut in seine Blutbahn gelangte und sich von dort in seinem gesamten Körper verteilte. Er begann somit das DMSO gemeinsam mit dem amerikanischen Chemiker Dr. Robert Herschler weiter zu erforschen, der unabhängig von Jacob eine ähnliche Erfahrung mit DMSO hatte.

Herschler arbeitete in einer Papierfabrik als Leiter der Forschungsabteilung und experimentierte mit Pflanzenschutzmitteln. Dabei vermischte er ein hochgiftiges Mittel mit DMSO, um die Löslichkeit festzustellen, und verschüttete auch hier aus Versehen die sehr gut gelöste Flüssigkeit auf seiner Haut. Kurz danach litt er unter Beschwerden wie Atemnot und Bewusstseinsstörungen. Mithilfe von DMSO gelang das Gift über die Haut in seine Blutbahn und verteilte sich ebenfalls, wie bei Jacob im gesamten Körper.

Jacob und Herschler taten sich daraufhin zusammen, um DMSO in seiner Wirkung noch weiter zu erforschen. Dabei bedienten sie sich an Pflanzen und Tieren, später auch an Menschen, nachdem beide eine bei sich heilende Wirkung von Brandwunden feststellen konnten. Nach einem lokalen Auftragen von DMSO bei ihren Patienten konnte eine Linderung bei folgenden Beschwerden festgestellt werden:

- Entzündungen
- Kopfschmerzen
- Nasennebenhöhlenentzündung
- rheumatische Beschwerden
- Schmerzen
- Schnupfen
- Schwellungen

1964 erschien in der Zeitschrift Current Therapeutic Research ihr erster Bericht über die Arzneimittelkunde von DMSO, die sofort für Schlagzeilen sorgte und sogar in der New York Times erschien. Es kam zu weiteren zahlreichen Laborstudien, um die Wirksamkeit von DMSO zu erforschen.

In den Studien kam es zu folgenden Ergebnissen:

- **Alzheimer-Erkrankung**
DMSO konnte die Proteine, genannt Amyloide, auflösen, die bei Hirnschäden von Alzheimer-Patienten kursieren und zum Funktionsverlust bis zum Tod der Gehirnzellen führen.

- **Arthritis**
Schmerzen aufgrund einer Gelenkentzündung konnten mithilfe von DMSO und seiner Fähigkeit, das Gewebe zu passieren, verringert werden.

- **Arteriosklerose**
Diese Studie wurde an Tieren durchgeführt, mit dem Ergebnis, dass DMSO die weitere Entwicklung von Arteriosklerose aufgrund von zu viel Cholesterin aufschiebt und die Ablagerung von Cholesterin im Gewebe verhindert.

- **Chronische Blasenentzündung**
Durch die Verabreichung von DMSO in die Harnblase konnte eine lindernde Wirkung erzielt werden.

- **Colitis ulcerosa (chronisch-entzündliche Darmerkrankung)**
Oral verabreicht, führte DMSO zu einer palliativen Linderung.

- **Down-Syndrom**
Mentale und neurologische Funktionen konnten bei Kindern mit dem Down-Syndrom verbessert werden.

- **Extravasationsverletzung durch Arzneimittel**
Kommt es beispielsweise aufgrund einer Krebserkrankung zur Chemotherapie, können diese Therapeutika Schäden verursachen, indem sie auch in umliegendes Gewebe gelangen und zu Verletzungen führen. DMSO konnte diese Verletzungen erheblich verbessern.

- **Fibromyalgie** (chronische Schmerzerkrankung in verschiedenen Körperbereichen)
70 % der Patienten von Dr. Jacob konnten eine deutliche Verbesserung spüren.
- **Herpes**
Es kam zu einer schnelleren Abheilung von Herpes.
- **Prostatitis**
Mithilfe eines Katheters wurde DMSO in die Prostataharnröhre injiziert, mit dem Ergebnis einer beachtlichen Linderung der Symptome.
- **Reflex-sympathische Dystrophie** (Nervenfaserschädigung)
Bei dieser Erkrankung sind Schmerzen vor allem in den Extremitäten zu spüren. DMSO konnte diese Schmerzen signifikant reduzieren.
- **Verletzung des Rückenmarks**
Auch diese Studie wurde an Tieren durchgeführt, mit dem Ergebnis, dass eine Erholung der Verletzung viel schneller eintrat, wenn DMSO binnen 45–60 Minuten nach der Verletzung intravenös, also direkt in die Vene, verabreicht wurde.

Unter **Extravasation** versteht man Blut, welches aus den Adern tritt und sich im umliegenden Bereich verteilt. Aber auch jede andere Flüssigkeit, beispielsweise aus den Lymphen, Blutgefäßen und dem Harnsystem, die austritt, wird hier eingeschlossen. Es kann zu Schwellungen aufgrund dieser Ansammlung kommen.

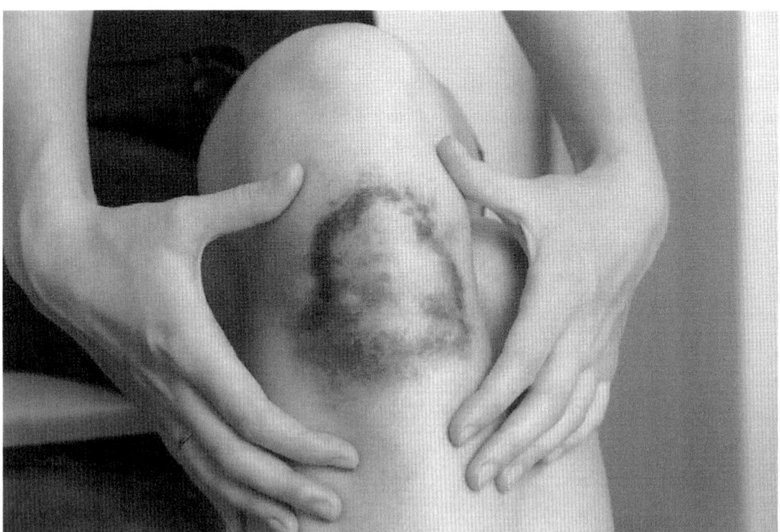

Als jedoch in den USA 1965 eine Frau durch eine allergische Reaktion nach einer DMSO-Behandlung verstarb, wurden alle Studien gestoppt, auch wenn kein deutlicher Zusammenhang erkannt werden konnte, da es zu keiner Autopsie kam, die genaue Aufschlüsse über die Todesursache gegeben hätte. Dennoch wurde die Verwendung von DMSO daraufhin gänzlich verboten. Erst 1987 kam es zur Legitimation von DMSO als Therapeutikum bei schmerzhaften Entzündungen der Harnblase. Bis heute ist dies die einzige Indikation, wohingegen alle anderen Arten der Verwendung gegen geltende Rechte verstoßen. Lediglich einige wenige Wissenschaftler dürfen heutzutage mit DMSO experimentieren.

In Deutschland war das Interesse an DMSO in den 1960er Jahren ebenfalls nur von kurzer Dauer, auch aufgrund des Vorfalls in den USA. 1978 wurde DMSO für die Humanmedizin wieder zugelassen und 1982 kam erstmals eine Sportsalbe mit 15 % DMSO als Inhaltsstoff auf den Markt, die bis heute noch unter dem Namen Dolbene-Gel erhältlich ist. Im Gegensatz zu einigen anderen europäischen Ländern ist DMSO in Deutschland in den Apotheken nicht in seiner reinen Form, sondern bis dato nur in Salben oder Cremes und Gelen mit einer maximalen Dosierung von 15 % erhältlich. Um DMSO als Einzelwirkstoff einzusetzen oder mit anderen Arzneimitteln zu kombinieren, ist lediglich eine Bestellung über das Internet bei einem der zahlreichen Anbieter möglich. Dieses Vorgehen ist in Deutschland auch vollkommen legal.

Die Geschichte auf einen Blick:

1964 ging die medizinische Entdeckung von Dr. Jacob rund um die Welt. Forscher, Pharmakonzerne und auch Patienten zeigten ein großes Interesse an DMSO und es wurde von den deutschen Medien als Wundermittel bezeichnet. Von den Behörden wurde die deutsche Pharmaindustrie, die zudem nur wenige Forschungsergebnisse bis zu diesem Zeitpunkt aufweisen konnte, ausgebremst, nachdem DMSO in den USA von der FDA (Food and Drug Administration) verboten wurde. Als amtliches Medikament wurde das DMSO im Jahr 1965 lediglich für drei Monate zugelassen. Danach wurde die Zulassung aufgrund der Angst vor einem Medikamentenskandal wieder zurückgenommen.

Im Jahr 1966 fand ein Symposium in Österreich statt, um die Wirksamkeit von DMSO nochmals zu unterstreichen. Mediziner wollten die Wirkung der organischen Schwefelverbindung bekräftigen, vor allem bei

- Entzündungen,
- Erkrankungen der Gelenke,
- Sportunfällen,
- traumatologischen Erkrankungen,
- Veränderungen der Bandscheiben.

Doch erst nach weiteren 20 Jahren akzeptierte Deutschland DMSO und ließ es zu. Im Zuge dessen brachte das Pharmaunternehmen Merckle die Sportsalbe Dolbene-Gel mit 15 % DMSO gegen Erkrankungen der Muskeln und Gelenke auf den Markt. Weiterhin lässt sich der Wirkstoff noch in einigen Herpes-Salben und Warzenmitteln finden.

Dimethylsulfoxid – Merkmale, Besonderheiten und Wirkung bei Beschwerden

Die vielfältige und herausragende Wirkungsweise verdankt das DMSO hauptsächlich der Wechselwirkung mit Wasser. Die umfangreiche Wirkung von DMSO resultiert aus der rein formierten Wechselwirkung mit Wasser und die biologischen Systeme bestehen größtenteils aus Wasser. Daher wird das DMSO einfach und schnell über das Wasser zu den betroffenen Stellen transportiert und entfaltet dort seine Heilkraft.

Wie schon im vorangegangenen Kapitel erwähnt, kann DMSO die Haut sowie die Zellmembranen durchdringen und weiterhin die Blut-Hirn-Schranke überwinden. Das macht es anderen Medikamenten ebenfalls möglich, mit und durch DMSO diese Schranke zu passieren und Gehirnprobleme zu behandeln.

Exkurs:

Blut-Hirn-Schranke

Die Blut-Hirn-Schranke hat die Aufgabe, das Gehirn sowie das Rückenmarkgewebe gegen das Blut abzudichten. Der Filter, die innen liegende Zellschicht, genannt Endothel, der an der Blut-Hirnschranke sitzt, überprüft die Beschaffenheit des Stoffes, wie beispielsweise die Molekülgröße und die Ionenladung, aber unterscheidet auch Elektrolyte, Hormone, Nährstoffe und Giftstoffe. Selektiv lässt die Barriere die Stoffe entweder durch oder hindert sie am Eindringen in das sehr empfindliche Gehirn, um dieses zu schützen und keiner Schwankung des Blutplasmas auszusetzen.

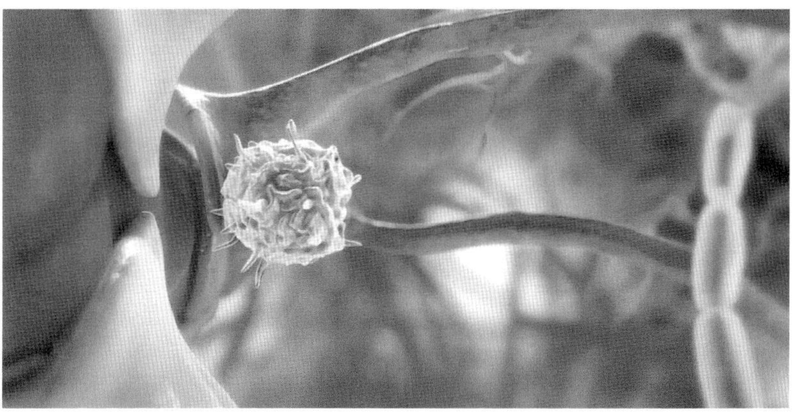

Dieses Durchdringen der Barrieren und Zellwände ist das Alleinstellungsmerkmal und damit die wichtigste Eigenschaft von DMSO. Genannt wird diese Besonderheit **Bipolarität**. Nur dadurch ist es dem DMSO möglich, bis zum Zellkern vorzudringen. Dies macht DMSO auch zu einer hervorragenden Trägersubstanz für andere Medikamente sowie Wirkstoffe. Aufgrund der sehr guten Lösungseigenschaft und durch die schnelle und hohe Verbindung mit anderen Stoffen gelangen diese prompt genau dorthin, wo sie benötigt werden, und können bis in den Zellkern transportiert werden. Aus diesem Grund sind Kombinationspräparate mit DMSO, wie die oben genannte Sportsalbe, sehr wirkungsvolle Therapeutika.

DMSO kann eine große Anzahl an verschiedenen Wirkungen im Körper erzielen und dabei ganz unterschiedliche Wirkungsweisen entfalten. Während es in der Medizin viele verschiedene Medikamente gibt, die genau auf das entsprechende Symptom abgestimmt sind, ist DMSO ein Universalheilmittel in der innerlichen und äußerlichen Anwendung.

Eine besondere, eher nachteilige Eigenschaft nach der Anwendung ist ein Geruch nach Knoblauch oder Austern, sowohl aus dem Mund als auch als Ausdünstung über die Haut, die selbst nicht wahrnehmbar ist. Dieser Geruch entsteht durch Stoffwechselprozesse im Körper und hält sich maximal 72 Stunden, bevor der individuelle Körpergeruch wieder zurückkehrt. Bei einer äußerlichen Anwendung kann es in manchen Fällen zu einer Rötung, einem Juckreiz oder Hautausschlag kommen. Alle Anzeichen gehen jedoch nach kurzer Zeit wieder zurück, ohne bleibende Schäden zu hinterlassen.

Die Vorteile von DMSO finden Sie nachfolgend auf einen Blick zusammengefasst:

- DMSO dringt tief in den Körper ein, aufgrund der Fett- und Wasserlöslichkeit, während andere Medikamente, die meistens nur fett- oder wasserlöslich sind, von Bakterien im Körper ausgebremst werden und nicht überall hinwandern können.
- DMSO wirkt dort, wo andere Arzneimittel nicht hinkommen.
- DMSO kann Medikamente transportieren und zudem deren Wirksamkeit erhöhen.
- DMSO kann chronische Krankheiten und Beschwerden lindern und zudem die Nebenwirkungen und die Symptome eines Medikaments abschwächen.
- DMSO stärkt bei Krebs-Patienten das Wohlbefinden während einer Chemotherapie.

So wirkt Ihr Immunsystem mit DMSO zusammen

Um zu verstehen, wie das DMSO gemeinsam mit dem Immunsystem wirkt, steigen wir vorerst tiefer in diese Thematik ein und betrachten, was das Immunsystem für unseren Körper bedeutet.

Jeden Tag aufs Neue ist der Körper von unzähligen Viren und Bakterien umgeben, die ernsthaften Schaden im Organismus anrichten können. Das Immunsystem und seine Organe sind in erster Linie dafür verantwortlich, Eindringlinge, Pathogene und Mikroorganismen zu bekämpfen und den Befall zu verhindern. Kommt es zur Aufnahme von Bakterien, Viren, Pilzen oder Parasiten, werden diese von unserem Immunsystem bekämpft. Das Immunsystem unterteilt sich in primäre lymphatische Organe und sekundäre lymphatische Organe.

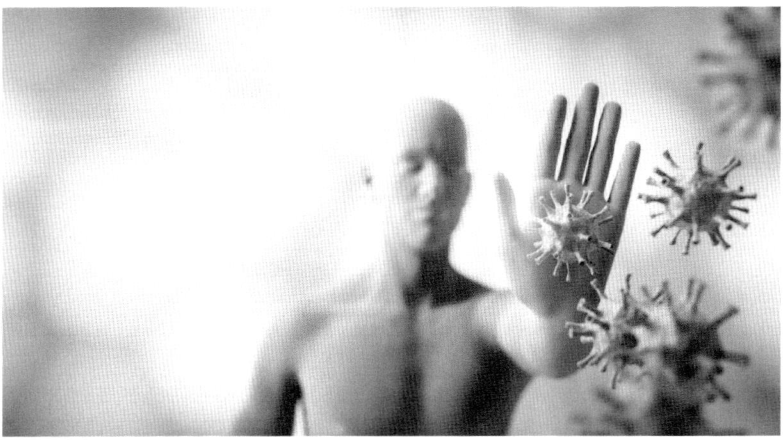

Primäre lymphatische Organe

Hierzu zählen der Thymus und das Knochenmark. In diesen werden aus Stammzellen die Abwehrzellen, genannt Lymphozyten, gebildet. Über die Blutbahn werden die Lymphozyten zu den sekundär lymphatischen Organen weitergeleitet.

Sekundäre lymphatische Organe

Zu den sekundär lymphatischen Organen gehören die Milz, die Lymphknoten, das Magen-Darm-Lymphgewebe, die Mandeln, die Schleimhäute und die Lunge. Sind die Lymphozyten in den jeweiligen Organen angekommen, vermehren und spezialisieren sie sich, bis sie „gerufen" werden, um gegen Eindringlinge zu kämpfen.

Kommt ein solcher Ruf, gelangen die Lymphozyten über den Lymphfluss zur betroffenen Stelle. Angeschwollene Lymphknoten oder Mandeln sind daher immer ein Zeichen von einer akuten Immunabwehrreaktion, die im Körper gegen Infektionen stattfindet.

Da sich das Immunsystem auf mehrere Säulen stützt, ist darunter besonders eine der Hauptsäulen hervorzuheben. Das sind die weißen Blutkörperchen mit den Phagozyten und den Lymphozyten, die im Knochenmark gebildet werden. Da im Kapitel **„Über die Herkunft und Geschichte von DMSO"** bereits die Rede war, dass DMSO als Konservierungsmittel für Transplantationsorgane dienen sollte, wurde damals schon vielfach darüber geforscht, dass DMSO die Zellen stabilisiert und die Aktivität dieser steigert. Der Zellstoffwechsel funktioniert besser und auch die Vermehrungsrate erhöht sich. Verständlicherweise profitiert auch die gesamte Gruppe der weißen Blutkörperchen von dieser Eigenschaft. Kommt es im Körper also zu Krankheitserregern, Infektionen und den daraus resultierenden nötigen Abwehrreaktionen, reicht nicht allein die Anwesenheit der weißen Blutkörperchen aus. Sie müssen aktiv werden und auf Botenstoffe reagieren, welche das Signal setzen, dass beispielsweise Erreger eingefangen und getötet werden müssen.

Fazit:
DMSO versetzt die weißen Blutkörperchen in die Lage, sich schneller durch das Gewebe zu bewegen und aktiv gegen Eindringlinge vorzugehen.

Empfehlenswert ist eine präventive Unterstützung der Abwehrzellen vor allem im Herbst und Winter, wenn die Grippezeit Einzug hält, in Form von kleinen Mengen, also 10 bis 20 Tropfen DMSO für einen Erwachsenen und 5 Tropfen DMSO für Kinder. Verdünnt mit etwas Wasser oder Saft können diese täglich oral eingenommen oder aber beispielsweise auf dem Bauch eingerieben werden.

Durch das schnelle Eindringen der biologischen Zellwände wirkt DMSO direkt auf die Körperzellen und entfaltet so eine maßgebliche Unterstützung für das Immunsystem. Es wirkt also nicht nur lokal, sondern ganzheitlich auf den Organismus und stärkt als Nebeneffekt die Abwehrkräfte. Durch die antivirale, antibakterielle und antimykotische (gegen Pilze) Wirkung, aber auch durch die Abschwächung von allergischen Reaktionen, wird das Immunsystem entlastet.

Weiterhin ist das DMSO auch für seine gefäßerweiternde Eigenschaft bekannt. Gerade bei Entzündungen oder Verletzungen ist es überaus wichtig, dass ein Blutfluss gesichert ist, denn auch hier, um wieder auf die weißen Blutkörperchen zu kommen, haben diese die Aufgabe, Eindringlinge abzuwehren und zu vernichten. Mithilfe von DMSO ist ein Blutfluss bis zum betroffenen Bereich gesichert und die Fresszellen können für eine reibungslose und schnellere Heilung sorgen.

Aufbewahrung und Kauf – Das sollten Sie wissen

Wie bereits erwähnt, ist der Erwerb von DMSO in der reinen Form nur über das Internet möglich. Hier wird es in einer braunen Flasche geliefert, aufgrund der Lichtempfindlichkeit. Setzen Sie daher das DMSO niemals einer direkten Sonneneinstrahlung aus. Eine Lagerung bei 20 Grad Celsius gewährt eine längere Haltbarkeit. Die Flasche sollte aus Glas sein und nicht aus Kunststoff oder PET, da sich hieraus giftige Stoffe bilden können, die das DMSO aufnimmt und später in den Körper mittransportiert.

DMSO ist jedoch nicht nur empfindlich gegenüber Licht, sondern auch gegenüber Temperaturen. Bereits unter 18,5 Grad Celsius verliert das DMSO seine flüssige Form und in kalter Umgebung wird es zudem kristallisieren. Um wieder eine flüssige Form zu erhalten, können Sie die Flasche in einen sauberen Beutel mit Reißverschluss und in warmes Wasser legen. Eine Mikrowelle oder andere derartige Wärmequellen sind absolut tabu, da DMSO immer noch ein Lösungsmittel und leicht brennbar ist. Schon allein 80 Grad reichen aus, dass Dampfgemische entstehen, welche entzündlich sind. Bei 189 Grad fängt DMSO an, zu sieden. Eine Erwärmung ist daher nicht zu empfehlen, da eine Zersetzung explosionsartig erfolgen kann. Wenn Sie alternativ das DMSO direkt nach Erhalt mit Wasser mischen, bleibt es auch bei kühleren Temperaturen noch flüssig. Verwenden Sie jedoch immer eine Braunglasflasche, wenn Sie das DMSO weiterverarbeiten.

Tipp:
Um die Reinheit von DMSO zu testen, kann die geschlossene Flasche in den Kühlschrank gestellt werden. Nach etwa zwei Stunden sollte die Flüssigkeit fest wie Eis sein. Die Reinheit beträgt dann 99,9 % und ist die reinste und höchste Konzentration, die hergestellt werden kann.

Wenn Sie die Flasche nach zwei Stunden auf den Kopf stellen und kleine Wasserrinnsale durch das Eis fließen, handelt es sich um 90 %.

Ist die Flüssigkeit im Kühlschrank nicht fest geworden, können Sie es in die Tiefkühltruhe stellen. Wird es unter 0 Grad immer noch nicht fest, beträgt die Reinheit womöglich etwa 50 %. Wird die Flüssigkeit jedoch fest, ist davon auszugehen, dass es sich nicht um DMSO handelt beziehungsweise als Bestandteil fast nur Wasser und lediglich eine kleine Menge DMSO vorhanden ist.

Vermeiden Sie eine zu lange Lagerung oder gar Verunreinigung, da DMSO sonst einen scharfen Geruch entwickelt. Es empfiehlt sich daher, immer nur eine begrenzte Menge zu erwerben, diese zu verbrauchen und bei Bedarf neu zu kaufen.

Als reine Substanz, also unverdünnt, kann DMSO die Schleimhäute reizen und ist, wie bereits erwähnt, leicht entzündlich. Schließen Sie immer die Flasche und halten Sie es vor Kindern fern. Auch der direkte Kontakt mit Augen sollte unbedingt vermieden werden.

ÜBER DIE RICHTIGE ANWENDUNG – EINNAHME UND DARREICHUNGSFORMEN

DMSO gibt es in verschiedenen Formen. Diese sind:

- Cremes
- Gele
- Lotionen
- Salben
- Sprays
- Tropfen

Creme:
Der besondere Vorteil einer Creme ist die schmerzstillende und entzündungshemmende Wirkung. In Apotheken ist diese frei verkäuflich und nicht rezeptpflichtig. Äußerlich auf die betroffenen Stellen angewendet, seien es akute oder chronische Schmerzen, kann die Creme mehrmals am Tag aufgetragen werden. Meist sind in der Creme 15 % DMSO enthalten sowie feuchtigkeitsspendende und hautpflegende Stoffe. Cremes kommen bei folgenden Beschwerden zum Einsatz:

- Akne
- Altersflecken
- Dehnungsstreifen
- Hautrötungen
- Hautunreinheiten
- Krämpfe
- Muskelbeschwerden
- Muskelkater
- Muskelschmerzen
- Narben
- rissige und trockene Haut
- Schnittwunden
- Sportverletzungen
- Verbrennungen
- Verspannungen

Gel:
Gele gleichen in der Anwendung der Salbe und sind ebenfalls für äußerliches Auftragen gedacht. Erfahrungsberichten zufolge wird die Verwendung von DMSO-Gel besonders zur Muskelentspannung empfohlen. Weitere Einsatzgebiete sind:

- chronische äußerliche Schmerzen
- Gelenkentzündungen
- Hauterkrankungen
- Sportverletzungen

Lotion:
Die Lotion gleicht in der Beschreibung und Anwendung der Creme. Auch diese wird äußerlich bei vielen Beschwerden angewendet, z. B.:

- Akne
- Hautverletzungen
- leichte Sportverletzungen
- Muskelbeschwerden
- Verbrennungen

Salbe:
Salben kommen bevorzugt bei äußeren Anwendungen zum Einsatz, auch aufgrund der Einfachheit des Auftragens auf die Haut. Dort gelangt der Wirkstoff direkt in den Körper und entfaltet ein Gefühl der Wärme auf der Haut. Auch wenn kurze Hautirritationen auftreten, die rasch wieder verschwinden, sind bisher keine weiteren Nebenwirkungen bekannt. Zum Einsatz kommt die Salbe bei

- chronischen äußerlichen Schmerzen,
- Hüftgelenkentzündungen,
- Nachbehandlungen von Operationen,
- Narben,
- Schwellungen.

Die Schwellung ist eine der häufigsten Beschwerden, wenn es um die Verwendung von Salben geht, da viele Erfahrungsberichte von einer sehr guten Wirksamkeit berichten. Nach der Anwendung wird das Auftragen einer feuchtigkeitsspendenden Creme oder Lotion empfohlen. So wird der natürliche Fettfilm der Haut wiederhergestellt.

Hinweis:
Da in manchen Salben Stoffe wie das PEG (Polyethylenglykole) enthalten ist, welches krebserregend, hochgiftig und erbgutschädigend ist, sollten Sie ausschließlich Naturheilmittel verwenden, wenn Sie DMSO als Creme, Salbe oder Lotion herstellen möchten, wie beispielsweise Aloe vera.

Spray:
Sprays sind in der Anwendung auch ein viel genutztes Mittel, vor allem im Hinblick auf die Einfachheit und die genaue Dosiermöglichkeit. Zielgerichtet kann das Spray auf die betroffenen Stellen gesprüht werden und dort die Wirkung tief entfalten. Wichtig ist, die Stelle an der Luft trocknen zu lassen. Die Dosierung bei Sprays ist meist 75 % DMSO und 25 % Wasser. Sprays können bei folgenden Beschwerden angewendet werden:

- Entzündungen
- Gelenkschmerzen
- kleine Wunden
- Knorpelabbau und -verschleiß
- Muskelkrämpfe
- Schmerzen
- Schwellungen

Tropfen:
DMSO in einer Tropfenform ist meist für die Augen und Nase gedacht und kann mit einer Pipette genaustens dosiert werden. Einigen Erfahrungsberichten nach wird den Tropfen eine Linderung der Schmerzen über mehrere Stunden nachgesagt. Als Mischung empfiehlt sich DMSO mit entmineralisiertem Wasser, aber auch Leitungswasser und destilliertes Wasser können hier verwendet werden.

Über den Erwerb des Wirkstoffs

Erwerben Sie DMSO in der reinen Form, erhalten Sie dieses meist in einem braunen Fläschchen in Form von Flüssigkeit.

Sie können DMSO sowohl äußerlich als auch innerlich anwenden, jedoch sollte es nie in unverdünnter Form verwendet werden. Für eine äußerliche Anwendung liegt die gängige Konzentration bei 70 %, während bei einer oralen Einnahme die Konzentration maximal bei 10 bis 20 % liegt.

Egal, welche Anwendung Sie beabsichtigen, beachten Sie dabei immer die richtige Dosierung und Vermischung. Zur Mischung von DMSO können Sie destilliertes, entionisiertes Wasser oder isotonisches Meerwasser verwenden, aber auch Magnesiumchlorid-Lösung 5 % und – für die Mutigen – Eigenurin.

Tipp:
Hier erhalten Sie die Flüssigkeiten:

Alle Flüssigkeiten können problemlos über Apotheken oder auch über das Internet bezogen werden, doch manches lässt sich selbst herstellen, z. B. das isotonische Meerwasser:

- Nehmen Sie hierfür einen Liter Leitungswasser und geben Sie 2 Teelöffel Meersalz hinzu.
- Lassen Sie diese Mischung mindestens fünf Minuten in einem sauberen Topf kochen.
- Füllen Sie anschließend das isotonische Meerwasser in eine saubere Flasche.

Hinweis:
Auch wenn das Wasser eines Wäschetrockners als destilliert gilt, sollte dieses nicht gemeinsam mit DMSO verwendet werden, da sich darin Rückstände von Waschmittel befinden und in die Haut eindringen können.

Anleitung – So stellen Sie destilliertes Wasser selbst her
Sie können destilliertes Wasser ganz einfach wie folgt herstellen:

- Füllen Sie einen großen Edelstahlkochtopf mit Wasser.
- Stellen Sie in die Mitte des Topfes eine Glasschüssel.
- Bringen Sie nun das Wasser zum Kochen und legen Sie, sobald es kocht, den Deckel verkehrt herum auf den Topf.
- Auf diesen Deckel geben Sie nun ein paar Eiswürfel, so kann der Wasserdampf schneller kondensieren.
- Das kondensierte Wasser sammelt sich am Topfdeckel und tropft so anschließend in die Glasschüssel.
- Haben Sie genügend Kondensat, lassen Sie dieses etwas abkühlen und füllen es in einen heiß ausgespülten Plastikbehälter.

Achten Sie darauf, dass Sie die Mischung in einem sauberen und verschließbaren Gefäß aufbewahren. Hier eignen sich Braunglasflaschen oder Violettglas-Flaschen, die Sie in jeder Apotheke erwerben können. Doch auch Sprühflaschen können Sie verwenden, beachten Sie jedoch hier ebenfalls, dass diese geeignet für DMSO sind, da sich andernfalls die Inhaltsstoffe des Kunststoffs mit der Lösung verbinden und mit in den Organismus getragen werden. Zudem gilt auch hier die Verwendung eines Gefäßes, das einen Lichtschutz aufweist. Entnehmen Sie das DMSO auch ausschließlich mit einer sauberen Pipette, sollte Ihre Flasche keine Tropfvorrichtung haben.

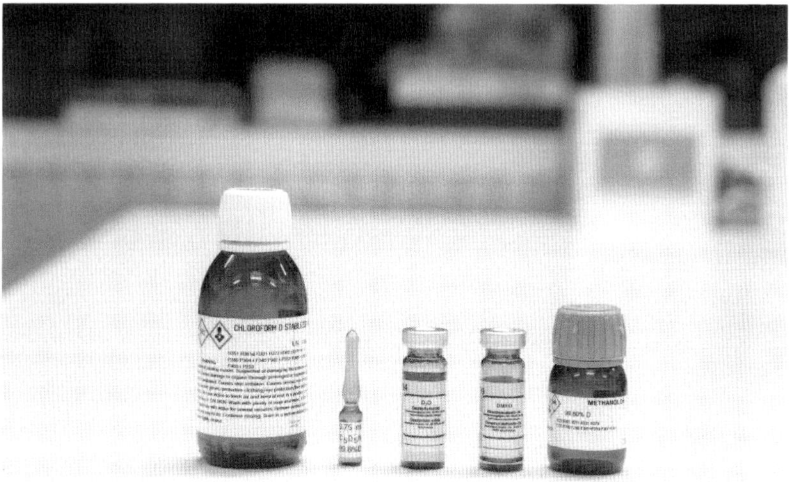

Hier finden Sie einige Dosierungsbeispiele zur äußerlichen Anwendung:

- 4 Teelöffel DMSO vermischt mit 6 Teelöffel Flüssigkeit, beispielsweise Magnesiumchlorid-Lösung 5 %, bei Arthritis, Arthrose oder Entzündungen der Sehnen.
- 6 Teelöffel DMSO vermischt mit 4 Teelöffel Flüssigkeit, beispielsweise Magnesiumchlorid-Lösung 5 %, zur Behandlung von Narben.
- 1 Teelöffel DMSO vermischt mit 9 Teelöffel Flüssigkeit, beispielsweise isotonisches Meerwasser, zur Hautregeneration als Unterstützung.

Prinzipiell lassen sich die Verdünnungsverhältnisse folglich kategorisieren:

- 50 bis 80 % DMSO vermischt mit der restlichen Prozentzahl an Flüssigkeit für große Flächen an den Beinen.
- 40 bis 75 % DMSO vermischt mit der restlichen Prozentzahl an Flüssigkeit für Beine und Füße.
- 40 bis 70 % DMSO vermischt mit der restlichen Prozentzahl an Flüssigkeit für große Flächen an Rumpf und Armen.
- 20 bis 50 % DMSO vermischt mit der restlichen Prozentzahl an Flüssigkeit für Hals und Arme.
- 40 bis 60 % DMSO vermischt mit der restlichen Prozentzahl an Flüssigkeit bei offenen Wunden.
- 30 bis 40 % DMSO vermischt mit der restlichen Prozentzahl an Flüssigkeit als Nasen- und Ohrentropfen.
- 15 bis 30 % DMSO vermischt mit der restlichen Prozentzahl an Flüssigkeit im Bereich des Kopfes und des Gesichts.
- 1–2 % DMSO vermischt mit der restlichen Prozentzahl an Flüssigkeit als Augentropfen.
- 70 % DMSO vermischt mit 30 % Flüssigkeit zum Betupfen kleinerer Hautstellen.
- 5–15 % DMSO vermischt mit der restlichen Prozentzahl an Flüssigkeit als Mundspülung.

Hinweis:
Verwenden Sie zum Abmessen bestenfalls eine Messpipette aus Glas, die Sie in der Apotheke kaufen können. Alternativ können Sie auch einen Tee- oder Esslöffel zur Hand nehmen. Gehen Sie dafür wie folgt vor:

Bei einer Messpipette nehmen Sie beispielsweise sechsmal 1 ml DMSO und vermischen es mit viermal einem Milliliter Wasser. So erhalten Sie eine DMSO-Lösung von 60 %.

Sechs Esslöffel DMSO mit vier Esslöffel Wasser ergeben eine DMSO-Konzentration von 60 %. Das Gleiche gilt bei der Benutzung eines Teelöffels.

Nehmen Sie wiederum zwei Esslöffel DMSO und mischen acht Esslöffel Wasser bei, erhalten Sie eine Lösung von 20 %. Auch hier gilt das Gleiche mit einem Teelöffel.

Eine 10-prozentige Lösung erhalten Sie, wenn Sie einen Esslöffel DMSO mit neun Esslöffeln Wasser vermischen. Ebenso hier können Sie die 10-prozentige Lösung herstellen, wenn Sie einen Teelöffel verwenden.

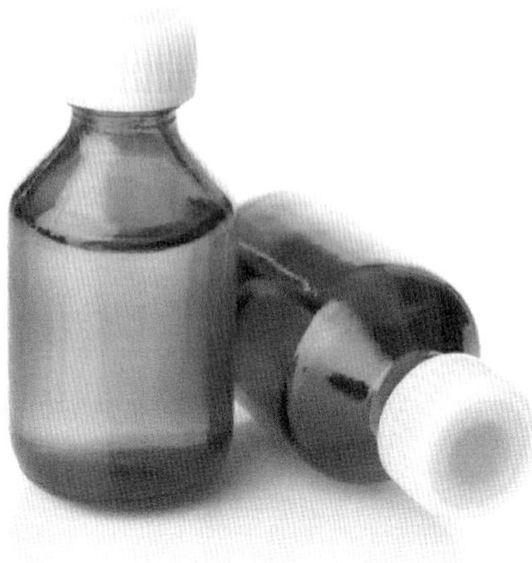

Möchten Sie das DMSO innerlich anwenden, um eine ganzheitliche Wirkung zu erzielen, bietet sich eine orale Einnahme an. Bis auf Nägel und Haare gelangt das DMSO in alle Körperbereiche.

Die Einnahme ist aufgrund des bitteren und strengen Geschmacks gemeinsam mit Obst- oder Gemüsesaft zu empfehlen. Wasser hingegen kann dies nicht überdecken, allerdings lässt sich hier sagen, dass Empfindlichkeit bei Geschmäckern ganz individuell ist. Wenn Sie beispielsweise kein Problem mit strengeren Aromen haben, ist auch reines Wasser überhaupt kein Problem. Probieren Sie daher gerne selbst aus, womit Sie DMSO lieber einnehmen möchten.

Innerlich gilt die folgende Dosierung für Erwachsene beispielsweise bei Migräne, Rheuma, Kopfschmerzen, Blasenentzündung, Arteriosklerose und Entzündungen der Venen:

1 bis 5 Teelöffel DMSO vermischt mit 300 ml Obst-, Gemüsesaft oder Wasser.

Als Grundregel gilt jedoch die folgende Dosierung:

0,1 Gramm DMSO pro Kilogramm Körpergewicht verdünnt mit 300 ml Wasser, Obst- oder Gemüsesaft.
Beispiel:
50 kg = 5 g
60 kg = 6 g
70 kg = 7 g
80 kg = 8 g
90 kg = 9 g

Hinweis:
Auch Kinder dürfen mit DMSO behandelt werden. Mit einer Dosierung von 0,05 Gramm pro Kilogramm Körpergewicht sollte hier gestartet werden.

Umfangreichere Dosierungsbeispiele bei verschiedenen Erkrankungen und Beschwerden erhalten Sie im Kapitel **„Tausendsassa DMSO: Einsatzbereiche und Anwendungsgebiete“.**

Ganz gleich, in welcher Art Sie DMSO letztendlich anwenden, achten Sie immer auf eine penible Sauberkeit. Sie haben bereits im vorangegangenen Kapitel erfahren, dass DMSO die hervorragende Eigenschaft besitzt, Zellwände zu durchdringen, und somit andere Stoffe besser und schneller mit in den Organismus bringen kann. Damit sind jedoch nicht nur die positiven Stoffe gemeint, sondern auch jene, die im menschlichen Körper nichts zu suchen haben, wie Stoffe aus Textilien oder Schmutz und Rückstände an den Händen. Daher ist auch die Einwirkzeit von 20 bis 40 Minuten wichtig zu beachten. Wird diese nach der Anwendung nicht eingehalten und die betroffene Stelle wieder mit Kleidung bedeckt, können die enthaltenen Stoffe mit in den Körper transportiert werden. In einigen Fällen empfiehlt es sich, die Lösung nach der angegebenen Zeit mit klarem Wasser abzuwaschen. Auch dazu erhalten Sie im Kapitel **„Tausendsassa DMSO: Einsatzbereiche und Anwendungsgebiete“** genaue Hinweise.

Planen Sie eine äußere Anwendung, legen Sie sich alles, was Sie dafür benötigen, im Vorfeld zurecht, sodass Sie währenddessen nicht noch einmal aufstehen müssen, da auch das Auftragen auf betroffene Hautareale Zeit in Anspruch nimmt.

Folgendes werden Sie benötigen:

- ein altes Tuch
- eine Schüssel Wasser
- einen Waschlappen
- einen sauberen Pinsel, falls Sie die Lösung nicht in eine Sprühflasche abgefüllt haben

Gehen Sie nun wie folgt vor:

- Legen Sie ein Tuch unter die Körperstelle, die Sie behandeln möchten, da Verunreinigungen und Flecken von DMSO nicht auszuschließen sind.
- Entkleiden Sie die Stelle, auf der Sie das DMSO auftragen möchten, und platzieren Sie sich so, dass Sie von allen Seiten gut drankommen.
- Ohne Seife reinigen Sie nun den Körperbereich mit dem Waschlappen und dem Wasser.
- Mithilfe der Pipette träufeln Sie nun das DMSO auf die betroffene Stelle und bestreichen mit dem Pinsel großflächig die Lösung.
- Verwenden Sie eine Sprühflasche, vermeiden Sie bitte das Einatmen des Sprühnebels und ebenso den Kontakt mit den Augen.
- Haben Sie Flüssigkeit aufgetragen, dauert es etwa 20 Minuten, bis die Lösung vollständig in die Haut eingezogen ist.

Halten Sie die 20 Minuten unbedingt ein und überdecken Sie während dieser Zeit die behandelte Stelle nicht mit einem Kleidungsstück oder einer Decke, denn Färbemittel oder auch Waschmittelrückstände können mithilfe von DMSO mit in den Organismus gelangen. Die Haut kann daraufhin schwerwiegende Irritationen aufweisen. Es gilt hier noch einmal der Hinweis, auf eine genaue Sauberkeit bei und während der Anwendung zu achten.

Haben Sie ein Gel oder eine Creme benutzt, kann die Einwirkzeit um einiges länger dauern.

Bei der Behandlung von kleineren Bereichen, wie Warzen oder Furunkel, eignet sich sehr gut ein Wattestäbchen. Die DMSO-Konzentration liegt hier bei 70–80 %.

⚠

Achten Sie unbedingt darauf, die angegebenen Dosierungen einzuhalten, da DMSO bei höherer Gabe ein Gift für Nerven und Zellen ist. Leber, Niere und Nerven können dadurch erheblich geschädigt werden. Sobald Sie feststellen, dass Sie mit einer Überempfindlichkeit auf DMSO reagieren, brechen Sie die Behandlung ab und kontaktieren Sie gegebenenfalls einen Arzt.

Ferner ist die Einnahme bei Schwangeren und stillenden Müttern nicht zu empfehlen, da hier keine ausreichenden Studien vorhanden sind. Auch Kinder unter fünf Jahren sollten DMSO nicht anwenden, aufgrund fehlender Studien und Tests.

Ebenfalls Diabetiker sollten sich von DMSO besser fernhalten, da die Wirkung von Insulin durch die Behandlung verändert werden könnte. Sind Sie an Diabetes erkrankt und möchten dennoch eine Behandlung mit DMSO versuchen, behalten Sie stets Ihre Blutwerte im Blick und besprechen Sie dies vorab mit Ihrem Arzt.

Herrscht eine Erkrankung der Nieren oder der Leber vor, ist auch in diesem Fall Rücksprache mit dem behandelnden Arzt zu führen, da bis dato nicht eindeutig geklärt ist, ob DMSO eventuell negative Auswirkungen auf die Funktionen von Nieren und Leber hat.

Leiden Sie an Schuppenflechte oder Neurodermitis, sollten Sie vor der Behandlung mit DMSO mit Ihrem Arzt sprechen. DMSO könnte sowohl die Schuppenflechte als auch die Neurodermitis verstärken, da es eine nachweislich starke Wirkung auf die Haut hat.

Wichtig zu erwähnen ist, dass Sie vor der Behandlung mit DMSO mit Ihrem Arzt sprechen, sollten Sie bereits anderweitig Medikamente einnehmen. Da DMSO die Wirkung dieser verstärkt und es noch nicht genügend aussagekräftige Testberichte darüber gibt, bei welchen Medikamenten dies eintritt und welche Folgen daraus entstehen, könnte die Gefahr einer Überdosierung daraus resultieren.

Hinweis:
DMSO kann grundsätzlich zu jeder Tageszeit eingenommen und verwendet werden. Eine innerliche Anwendung am Abend ist jedoch nicht zu empfehlen, da DMSO eine entwässernde Eigenschaft besitzt und nächtliche Toilettengänge den Schlaf rauben könnten. Es empfiehlt sich daher, vor allem für die innerliche Einnahme, die Einnahme am Morgen auf nüchternen Magen. Lediglich in einigen akuten Fällen wird zu einer innerlichen Anwendung am Morgen, am Mittag und am Abend geraten.

Äußerlich kann das DMSO problemlos zu jeder Tageszeit aufgetragen werden.

Neben- und Wechselwirkungen: Darauf sollten Sie achten

Mögliche Nebenwirkungen sollten in diesem Ratgeber selbstverständlich auch angesprochen werden. Obwohl das Risiko eher gering ist, ist eine falsche Anwendung oder aber eine Unverträglichkeit wie bei vielen anderen pflanzlichen und chemischen Heilmitteln nichts Ungewöhnliches.

Ausschlaggebend ist, dass Sie die Anwendung mit DMSO vorsichtshalber abbrechen sollten, wenn Sie größere Nebenwirkungen bemerken. Suchen Sie auch in jedem Fall einen Arzt auf, wenn diese nach dem Abbruch nicht verschwinden.

Die beiden häufigsten Nebenwirkungen von DMSO wurden bereits erwähnt:

- Ausdünstungen über die Haut und Mundgeruch nach Austern und Knoblauch
- Hautausschläge

Weiterhin kann es bei der äußerlichen Anwendung in seltenen Fällen zu folgenden Nebenwirkungen kommen:

- allergische Hautreaktionen
- juckende und brennende Haut
- Kopfschmerzen
- Magenprobleme
- Reizungen auf der Haut

Verwenden Sie das DMSO zur innerlichen Anwendung, sind die nachfolgenden Nebenwirkungen, ebenfalls vereinzelt, bekannt:

- Durchfall
- Erbrechen
- Müdigkeit
- Schwindel
- Übelkeit

Sofern Sie auf die korrekte Dosierung achten und nicht überdosieren, treten die genannten Nebenwirkungen nur in wenigen Fällen auf. Hier reagiert der Körper, wie bei allem, sehr individuell.

Tipp:
Um den Geruch von DMSO abzuschwächen, hat sich der vorherige Verzehr von Milch, Käse, Milcheis oder anderen Molkereiprodukten bewährt. Insbesondere Rohmilch kann den Mundgeruch nach oraler Einnahme minimieren.

Geben Sie eine halbe Bio-Zitrone mit Schale und ein kleines Glas destilliertes Wasser in den Mixer und mixen Sie es gut durch. Trinken Sie dies direkt nach der Einnahme von DMSO.

Wenn Sie Ihr DMSO mit Wasser vermischen, kommt es zu einer physikalischen Entwicklung von Wärme. DMSO kann die Brückenbindungen von Wasserstoff zwischen den Molekülen lösen. Daraufhin entwickelt sich diese gespeicherte Energie der Bindung in Wärme und erwärmt damit die Flüssigkeit. Die Haut kann hier individuell mit Rötungen und Kribbeln reagieren. Wenn Sie ein unangenehmes Gefühl wahrnehmen, waschen Sie die Lösung von der betroffenen Hautstelle ab und versuchen Sie es mit einer stärker verdünnten Form. Ebenfalls sollte ein langsames Herantasten bei empfindlichen Körperbereichen wie Gesicht, Hals und Kopf stattfinden. Eine Erhöhung der Dosis können Sie im Nachgang immer noch vornehmen.

Wie Sie bereits wissen, trägt das DMSO andere Medikamente besser, schneller und tiefer in den Körper. Daher kann eine Verbindung die Dosis des Medikaments erhöhen, die der Körper aufnimmt. Im Zuge dessen können Nebenwirkungen verstärkt auftreten. Die eigentliche Dosis des Medikaments sollte daher reduziert werden. So verhält es sich beispielsweise mit Kortison. Wird dieses mit DMSO vermischt, wird die Gabe des Kortisons verringert.

Weiterhin sind Wechselwirkungen in Verbindung mit Alkohol, Antibiotika und Schmerzmitteln bekannt. Bis heute wurden jedoch die Wechselwirkungen mit diesen und anderen Medikamenten noch nicht ausreichend erforscht.

Tipp:
Versuchen Sie sich erst mit einer geringen Dosis, wenn Sie DMSO in Verbindung mit anderen Medikamenten verwenden. Sollten keine Nebenwirkungen oder Wechselwirkungen auftreten, können Sie die Gabe Schritt für Schritt in kleinen Mengen erhöhen.

Therapieunterstützende Optionen: DMSO-Kombinationen

Auch wenn DMSO wunderbar alleine durch seine vielen verschiedenen Wirkungsweisen funktioniert, kann es zusätzlich noch in anderen Heilverfahren eingesetzt werden. Als Heilverfahren sind beispielsweise folgende bekannt:

- Akupunktur
- Aromatherapie
- Ayurveda
- Bachblütentherapie
- Blutegeltherapie
- Homöopathie
- Phytotherapie
- Traditionelle Chinesische Medizin

Vor allem mit der **Kräuterheilkunde** lässt sich DMSO hervorragend kombinieren, um die heilenden Wirkstoffe der verschiedenen Pflanzen noch besser in den Körper transportieren zu können.

Mit DMSO und Kräutern können Kräuterauszüge hergestellt werden, denn DMSO entzieht den Kräutern die Wirkstoffe und bringt diese in die Substanz hinein. Es spielt dabei keine wesentliche Rolle, ob die Kräuter getrocknet oder frisch sind.

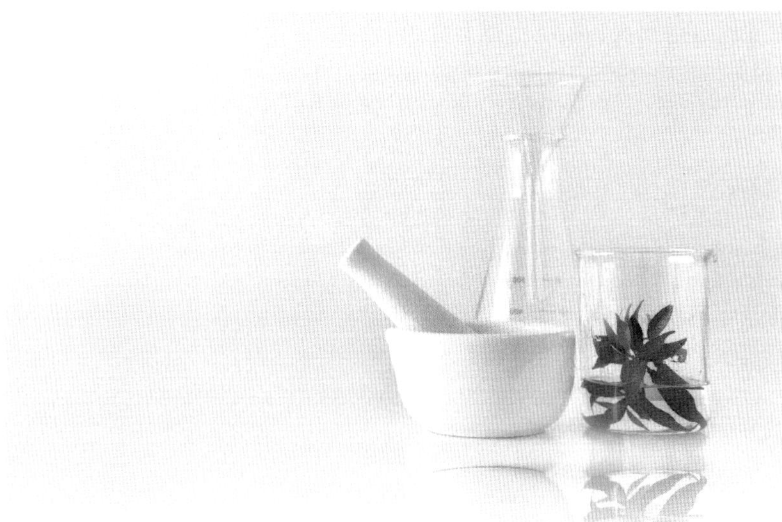

Beispielsweise sind Pfefferminzkräuter gemeinsam mit DMSO gerade im Winter eine tolle Unterstützung für das Immunsystem. Pfefferminze wirkt gerade bei Erkältungskrankheiten sehr gut auf die Schleimhäute, doch auch bei Hauterkrankungen und Beschwerden des Darms ist Pfefferminze ein gut wirkendes und beruhigendes Kraut. Aus diesem Auszug können ein paar Tropfen in ein Glas Wasser gegeben und anschließend getrunken werden. Bei Juckreiz kann es auch gerne äußerlich auf die betroffene Hautstelle angewendet werden. Hier ist eine weitere Verdünnung mit etwa 60 % des Auszugs und 40 % Wasser nochmals zu empfehlen.

Ein weiteres Beispiel ist ein Auszug mit Johanniskraut. Johanniskraut hat eine sehr beruhigende und ausgleichende Wirkung auf die Psyche. Bei Unruhe, Stress und auch nervösen Magen-Darm-Beschwerden hat sich Johanniskraut bewährt, indem es depressive Verstimmungen wieder erhellt. In diesem Fall ist eine orale Einnahme empfehlenswert.

Weitere klassische Auszüge sind:

- Brennnessel-DMSO zur besseren Entwässerung, Entgiftung und Entschlackung
- Ginseng-DMSO zur Steigerung der körperlichen und geistigen Leistungsfähigkeit
- Huflattich-DMSO vor allem bei entzündlichen Prozessen im Mund- und Rachenraum sowie bei Halsschmerzen
- Lungenkraut-DMSO bei Atemwegserkrankungen
- Kastanie-DMSO für das gesamte Gefäßsystem
- Katzenkralle-DMSO zur Bekämpfung hartnäckiger Infektionen
- Mönchspfeffer-DMSO zur Regulation des weiblichen Zyklus und zur Linderung bei PMS
- Spitzwegerich-DMSO zur Bekämpfung infektiöser Erreger
- Veilchen-DMSO zur Unterstützung des Immun- und Sauerstoffsystems sowie zur Steigerung der Libido

Sie können DMSO mit allen Pflanzen und Kräutern kombinieren und die Blüten, Blätter, Rinden und Wurzeln verwenden.

Für die DMSO-Auszüge müssen Sie die jeweiligen Heilpflanzen nur in ein Glas geben und mit DMSO bedecken. Das Ganze lassen Sie ein paar Tage stehen und seien es anschließend ab.

DMSO-Kombination: Magnesiumöl

Magnesiumöl eignet sich ebenfalls sehr gut und ist eine beliebte DMSO-Kombination. Für viele Stoffwechselprodukte wird Magnesium benötigt und es entspannt zudem die Muskeln. Da unser Körper Magnesium nicht selbst herstellen kann, muss es über die Nahrung zugeführt werden. Besonders wirkungsstark ist jedoch eine Aufnahme über die Haut. Als Magnesiumöl oder Magnesiumsalz kann es ohne Probleme im Handel erworben werden. Zur Anwendung eignet es sich bei:

- Arthritis
- Arthrose
- Durchfall
- Hautproblemen und Hautkrankheiten
- Muskelkrämpfen und Muskelschmerzen
- Narben
- Neurodermitis

Herstellung:
Nehmen Sie am besten einen Teelöffel und stellen Sie die Mischung aus vier Teilen DMSO und sechs Teilen Magnesiumöl oder Magnesiumsalz her. Mit einem Naturhaarpinsel können Sie die Lösung nun auf die gewünschte Stelle auftragen oder Sie benutzen eine für DMSO geeignete Sprühflasche.

Möchten Sie Narben mit Magnesium-DMSO behandeln, gilt hier ein anderes Mischverhältnis, und zwar genau umgekehrt. Stellen Sie dafür eine Mischung aus sechs Teilen DMSO und vier Teilen Magnesiumöl oder Magnesiumsalz her. Verteilen Sie die Lösung großzügig auf und um die Narbe herum und lassen Sie alles mindestens 30 Minuten einwirken. Um diese Wirkung nochmals zu verstärken, können Sie sich einen Microneedling-Roller, auch bekannt als Dermaroller, zulegen und regelmäßig Ihre Narbe damit behandeln.

DMSO-Kombination: Procain

Eine weitere Kombination ist **Procain** mit DMSO. Procain ist ein Lokalanästhetikum, das heißt, es betäubt örtliche Bereiche und behandelt damit akute und chronische Erkrankungen. Der Hexenschuss ist hier ein bekanntes Beispiel, denn durch den eingeklemmten Ischiasnerv kommt es zu massiven Schmerzen und einer großen Bewegungseinschränkung. Procain betäubt den Ischiasnerv, sodass eine schmerzfreie Bewegung nun wieder möglich ist, was wichtig ist, damit der Nerv sich befreien kann. Weitere Wirkungsweisen des Procains sind:

- Aktivierung oder Blockierung des Nervensystems
- Blockieren von Schmerzen
- Entfaltung der Selbstheilungskräfte
- Krämpfe in Darm, Galle, Harnröhre und Magen
- Lösen von Muskelkrämpfen
- Lösen von Verkrampfungen in den Blutgefäßen
- Reparatur des gestörten Nervensystems

Es wird schnell ersichtlich, dass Procain ähnliche Funktionen besitzt wie das DMSO, weswegen eine Kombination sehr sinnvoll ist, vor allem, weil das Procain noch schneller, besser und tiefer in entsprechende Bereiche gelangt. Chronische Krankheiten wie Nervenschmerzen und Rheuma, aber auch Wirbelsäulenbeschwerden und unklare Schmerzen lassen sich sehr gut mit dieser Lösung behandeln. Die häufigste Anwendungsart ist hierbei die Infusion, welche allerdings in fachmännische Hände gehört. Suchen Sie in diesem Fall nach Ärzten und Therapeuten, die eine Neuraltherapie anwenden.

Herstellung:
Möchten Sie jedoch eine äußerliche Behandlung durchführen, vermischen Sie zwei Milliliter Procain und zwei Milliliter DMSO miteinander und tragen die Lösung auf die entzündete und schmerzende Stelle auf. Procain können Sie rezeptfrei in Apotheken erwerben.

Möchten Sie ein hervorragendes Anti-Aging-Mittel für sich herstellen, mischen Sie DMSO mit **Hyaluronsäure** oder **Meerwasser**. Alle positiven Wirkstoffe für die Haut können mit DMSO eine noch bessere Wirkung entfalten. Stellen Sie beispielsweise ein Gesichtstonikum aus neun Teilen Meerwasser und einem Teil DMSO her. Tragen Sie die Mischung mit einem Wattepad auf das gereinigte Gesicht auf und Sie können bereits nach wenigen Anwendungen eine Straffung der Gesichtshaut feststellen.

DMSO-Kombination: Aloe vera

Herstellung:
Möchten Sie heilbringende Effekte erzielen, mischen Sie DMSO mit **Aloe vera zu einer Creme**. Dazu nehmen Sie 30 % Aloe vera und 70 % DMSO.

Behandeln können Sie damit:

- Akne
- angegriffene Hautstellen
- Brandwunden
- Sonnenbrand

DMSO-Kombination: MSM
Um einen schwefelhaltigen Booster zu erhalten, können Sie die beiden organischen Schwefelverbindungen DMSO und **MSM** mit den beiden Haupteigenschaften der Entzündungshemmung und Schmerzlinderung mischen.

MSM wird der Aufbau von Zellen und deren Nährstoffversorgung nachgesagt. Weiterhin werden Giftstoffe gebunden und der Körper wird dadurch befreit, was zu einer Verbesserung des Immunsystems führt. Dr. Stanley Jacob, der bereits im Kapitel „Über die Herkunft und Geschichte von DMSO" erwähnt wurde, forschte nicht nur mit DMSO, sondern auch mit MSM. Im Jahr 1999 gab er 20.000 Patienten mit Schmerzen MSM und konnte damit einen Erfolg von 70 % erzielen.

MSM ist in Deutschland noch nicht sehr bekannt, ebenso gibt es bisher nur wenige Studien mit dieser Schwefelverbindung. Die wenigen Forschungsergebnisse sind jedoch sehr vielversprechend, was beispielsweise die Hemmung von Brustkrebs angeht oder auch die Heilung von Allergien. Arthritis und Arthrose lassen sich ebenfalls gut mit MSM behandeln. Kombiniert mit DMSO können folgende Beschwerden damit therapiert werden:

- Allergien
- Akne
- Ekzeme
- Entzündungen
- Fußpilz
- hormonelle Probleme
- Krampfadern
- Schmerzen
- schwaches Immunsystem
- Schwellungen

- Überdehnungen
- Verbrennungen
- Verspannungen
- Verrenkungen
- Zerrungen

Möchten Sie DMSO mit MSM kombinieren, ist die orale Einnahme zu empfehlen, da MSM im Handel meist als Pulver oder Kapselform erhältlich ist.

Herstellung:
Vermischen Sie hierzu 1000 Milligramm MSM mit 0,1 g pro Kilogramm Ihres Körpergewichts.

Anfangs kann es zu Entgiftungserscheinungen, wie Probleme im Magen-Darm-Trakt, Kopfschmerzen und Müdigkeit, kommen. Trinken Sie während dieser Zeit ausreichend Wasser und nehmen Sie, wenn Sie möchten, Basenbäder, um die Entgiftung zu erleichtern.

Anmerkung:
DMSO und MSM sind als Anti-Aging-Mittel bekannt. Mit der Einnahme lässt sich Ihr Hautbild verbessern und ein jüngeres Aussehen erzielen. Da Schwefel sehr an Verjüngungsprozessen beteiligt ist, werden Sie schnell feststellen, dass Ihre Haare, Nägel und Haut fester geworden sind und das Gesicht an Falten verloren hat.

So wirkt DMSO in Ihrem Körper

Als Trägersubstanz bringt DMSO-Medikamente, Heilkräuter und andere Wirkstoffe schneller und tiefer in den Körper. Doch die Wirkungsweisen von DMSO sind umfassend. Nicht nur Entzündungen können gehemmt, sondern auch Schwellungen können verringert werden. Die Frage, die häufig gestellt wird, ist die, warum DMSO so vielfältig auf den Körper wirkt und als Universalheilmittel angepriesen wird, während jede Krankheit und jedes Symptom nach einer individuellen Substanz verlangt.

Zur Erinnerung:
DMSO vereint viele unterschiedliche Eigenschaften, hemmt Entzündungen, stillt den Schmerz, erweitert die Gefäße, entfaltet eine Wirkung gegen Bakterien, Viren und Pilze und fördert die Heilung von Wunden und Zellen.

In den vorangegangenen Kapiteln und Unterkapiteln wurde erwähnt, dass DMSO bei entsprechender Aufnahme, beispielsweise über die Haut, unsagbar schnell seine Wirkung entfaltet. Die Fett- und Wasserlöslichkeit, also die Bipolarität als Eigenschaft, des DMSO trägt dafür die Verantwortung. Membranen und Zellwände können rasch durchdrungen werden und eine Wirkung kann innerhalb von 1 bis 2 Minuten auftreten. Unmittelbar danach lässt sich ein bitterer Geschmack auf der Zunge ausmachen, der unabhängig davon auftritt, ob DMSO oral eingenommen oder äußerlich auf betroffene Hautbereiche aufgetragen wurde.

Als fast stärkste Wirkung wird dem DMSO die Hemmung von Entzündungen nachgesagt. Während es auf dem Markt viele unterschiedliche Medikamente gibt, um verschiedene Entzündungen im Körper zu minimieren, ist das DMSO sehr allumfassend und wirkt bei Entzündungen sehr stark. Zudem können auch parallel auftretende Schmerzen gelindert werden. Das liegt vor allem daran, dass DMSO das Faszien- und Muskelgewebe entspannt und lockert, wodurch die schmerzstillende Wirkung erfolgt.

Anmerkung:
Seien Sie dennoch nicht versucht, sofort bei Schmerzen zu DMSO zu greifen, da diese immer nur symptomatisch auftreten. Die Ursache sollte dabei stets im Blick behalten und behandelt werden.

Weiterhin hat DMSO eine juckreizstillende Wirkung, beispielsweise bei Insektenstichen, und verringert nebenbei noch die auftretende Schwellung. Nach kurzer Zeit der Anwendung ist bereits eine Besserung festzustellen.

Eine weitere Wirkung, die bereits erwähnt wurde, ist, dass das Blut besser und schneller fließen kann, da DMSO die Gefäße erweitert. Von besonderer Bedeutung ist dies bei Personen mit Ablagerungen und verdicktem Blut. Aber auch bei Entzündungen ist es wichtig, dass besonders viel Blut an diese Stelle fließen kann, so ist eine schnellere und bessere Heilung gewährleistet.

Ist der Körper oder sind manche Bereiche mit Ödemen, also Wasseransammlungen, belastet, kann das DMSO auch hier zum Einsatz kommen, aufgrund der entwässernden Wirkung daher auch der Rat, das DMSO abends nicht zu verwenden.

Warum DMSO in der Lage ist, all die aufgezählten Krankheiten und Beschwerden zu lindern oder ganz zu heilen, ist bis zur heutigen Zeit noch nicht ganz erforscht. Aufgrund der Komplexität fehlt es an genauen Details. Allerdings weiß man, dass DMSO im Körper zu organischem Schwefel umgewandelt wird. Wir wissen bereits, dass natürliche Schwefelverbindungen wichtige Funktionen im Körper haben und daran beteiligt sind, Gelenke zu stabilisieren, Gelenkflüssigkeit sowie Knorpel herzustellen. DMSO wirkt also wie andere schwefelhaltige Stoffe als natürlicher Reparateur.

Zellen werden angeregt, sich zu erholen und neu zu bilden, was ausschlaggebend für die Heilung und Regeneration einer Krankheit ist.

Des Weiteren kann DMSO hydroxyle Radikale (bestehend aus einem Sauerstoffatom und Wasserstoffatom) einfangen, aufgrund der starken Verbindung mit Wasserstoff. Hydroxyle Radikale sind hochgiftig für den Organismus und können Knorpel sowie Gelenke zerstören.

Exkurs:

Hydroxyle Radikale

Die Hydroxylradikale sind eine der häufigsten vorkommenden Radikale in unserer Atmosphäre. Sie werden mithilfe von UV-Strahlung aus Ozon und Wasser gebildet und sind nützlich beim Abbau von Luftverschmutzungen. Im menschlichen Körper jedoch sind sie in der Lage, die DNS, Fettsäuren und Makromoleküle wie Proteine zu zerstören.

DMSO fängt diese ein und leitet sie aus dem Körper. Folglich erfährt der Körper eine Heilung der Entzündung und eine Linderung der Schmerzen. Ganz oben auf der Liste steht die Arthritis, die genau von diesen hydroxylen Radikalen verursacht wird.

Da auch die Eigenschaft besteht, dass DMSO sich besser mit Wasser verbindet, als es Wassermoleküle selbst tun, kann DMSO die Struktur des Wassers im Inneren der Zelle verändern und somit zelluläre Schäden beheben.

Dimethylsulfoxid – Das Wundermittel auf einen Blick:

- Das Alleinstellungsmerkmal von DMSO ist die Bipolarität. DMSO durchdringt jegliche Barrieren bis hin zum Zellkern.

- DMSO kann die Blut-Hirn-Schranke passieren.

- Als hervorragende Trägersubstanz bringt es Medikamente und Wirkstoffe tief in den Organismus und verstärkt diese weiterhin.

- DMSO unterstützt das Immunsystem, indem es Zellen regeneriert und die weißen Blutkörperchen antreibt, gegen Erreger zu kämpfen.

- DMSO sollte bei 20 Grad Celsius gelagert werden, da es sehr entzündlich ist und bei niedrigen Temperaturen kristallisiert.

- Bei der Verwendung von DMSO sollte auf eine penible Sauberkeit geachtet werden.

- Die Einwirkzeit von 20 bis 40 Minuten sollte zwingend eingehalten werden und die behandelte Stelle sollte in dieser Zeit frei bleiben.

- Vorzugsweise sollte DMSO aufgrund der entwässernden Wirkung morgens eingenommen werden.

- Die häufigsten Nebenwirkungen sind Hautirritationen und der Geruch nach Knoblauch und Austern. Nach der Einnahme ist das DMSO nach 72 Stunden vollständig aus dem Körper verschwunden und die Nebenwirkungen ebenfalls.

- DMSO lässt sich sehr gut mit anderen alternativen Heilmethoden kombinieren und gemeinsam mit Naturheilmitteln vermischen.

- DMSO hemmt Entzündungen, stillt den Schmerz, lindert Juckreiz, erweitert die Gefäße, entfaltet eine Wirkung gegen Bakterien, Viren und Pilze und fördert die Heilung von Wunden und Zellen.

Tausendsassa DMSO: Einsatzbereiche und Anwendungsgebiete

Neben dem meist häufigen Einsatzbereich bei verschiedensten Formen der Arthritis verfügt DMSO über eine ganze Bandbreite an Möglichkeiten, Beschwerden und Krankheiten zu lindern und zu heilen. Die Medizin selbst sagt sogar, dass keine einzelne Chemikalie jemals zuvor ein so großes Anwendungsgebiet aufweist und zugleich die größte Zahl an therapeutischen Aktionen besitzt. Allein über vierzig pharmakologische Eigenschaften verfügt das DMSO, um Symptome zu lindern, Krankheiten präventiv zu behandeln und Pathologien umkehren zu können. Zu den Haupteigenschaften gehören die nachfolgenden:

- Schmerzen werden blockiert, da DMSO die Leitung von den Nervenfasern, sogenannte C-Fasern, zum Rückenmark und Hirnstamm unterbricht. C-Fasern sind in der Haut und im Inneren der Organe für die Weiterleitung des Schmerzes verantwortlich.
- Entzündungen werden gemildert.
- DMSO stoppt die Vermehrung von Viren, Bakterien und Pilzen.
- Arzneimittel können Membranen passieren.
- Thrombozyten und damit die Verklumpung in den Blutgefäßen werden verringert.
- Es wirkt als Sedativa und Beruhigungsmittel auch nur nach dem Einreiben auf die Haut.
- Die Wirkung der antibakteriellen Substanzen wird verstärkt.
- Die Gefäße werden erweitert.
- Aufgrund von Diabetes, einer Fettleber oder einer Schilddrüsenüberfunktion kann es zu einer erhöhten Cholesterinesterase (Enzyme) kommen. DMSO hemmt diese Freisetzung.
- Radikale werden eingefangen.
- Die Heilung von Wunden wird gefördert.
- Die Immunität wird angeregt.
- Bei intravenöser Verabreichung wirkt DMSO als starkes Diuretikum (harntreibendes Mittel).

Für die nun folgenden Beschwerden gilt immer die DMSO-Konzentration, wie in Kapitel **„Über die richtige Anwendung – Einnahme und Darreichungsformen“** beschrieben. Als kleine Erinnerung nochmals die Verdünnungsverhältnisse:

- 50 bis 80 % DMSO für große Flächen an den Beinen
- 40 bis 75 % DMSO für kleinere Flächen an Beinen und Füßen
- 40 bis 70 % DMSO bei großen Flächen an Rumpf und Armen
- 20 bis 50 % DMSO für Hals und Arme
- 40 bis 60 % DMSO bei offenen Wunden
- 30 bis 40 % DMSO bei Verwendung als Nasen- und Ohrentropfen
- 15 bis 30 % DMSO im Bereich des Kopfes und des Gesichts
- 1 bis 3 % DMSO bei der Verwendung als Augentropfen
- 70 % DMSO zum Betupfen kleinerer Hautstellen
- 5 bis 15 % DMSO bei der Verwendung als Mundspülung

Behandlung bei Abszessen
Abszesse sind geschlossene und abgekapselte Eiteransammlungen in einem vorher nicht vorhandenen Gewebehohlraum und können am ganzen Körper auftreten. Zu diesen Abszessen kommt es aufgrund von Krankheitserregern, welche sich festgesetzt und keinen Abfluss nach draußen haben. Der Körper reagiert mit einer Abwehrreaktion und stößt alte, abgestorbene oder auch schädliche Zellen ab, wobei Eiter entsteht. Die betroffenen Stellen sind geschwollen, gerötet und schmerzhaft, sie erinnern an eine Entzündung, weswegen DMSO auch hier angewendet werden kann.

An einem Beispiel:
Mischungsverhältnis: 70 % DMSO für kleinere Hautstellen
→ zugefügt werden 30 % Wasser

Hinweis:
Diese Rechnung lässt sich auf alle Körperbereiche, die Sie behandeln wollen, übertragen.

Zubereitung:
Verdünnen Sie das DMSO mit Wasser.

Anwendung:
Nun können Sie den Abszess mit der Lösung, mithilfe eines Wattepads oder Wattestäbchens, betupfen und etwa 20 bis 40 Minuten einwirken lassen, bevor Sie die Hautstelle mit lauwarmem Wasser abspülen. Wenden Sie DMSO bis zur Rückbildung des Abszesses an.

Behandlung bei Akne

Akne besteht aus entzündeten Pusteln, mit denen nicht nur Jugendliche während der Pubertät zu kämpfen haben, sondern auch Erwachsene. Da DMSO wunderbar bei Entzündungen hilft, kann dieses gut bei Pickeln und Akne angewendet werden. Meist befinden sich diese Pusteln im Gesicht, daher sollten Sie zunächst mit einer 25-prozentigen DMSO-Lösung beginnen und die betroffenen Stellen sanft abtupfen. Sofern dieses Verhältnis gut vertragen wird, kann auf 30 % erhöht werden.

Zutaten:
2 Teelöffel DMSO in einer Konzentration von 25 % (25 % reines DMSO und 75 % Wasser)
2 Teelöffel Wasser

Zubereitung:
Stellen Sie zunächst die 25-prozentige DMSO-Lösung her und vermischen Sie diese anschließend mit 2 Teelöffel Wasser.

Anwendung:
Mit einem Wattestäbchen können nun die betroffenen Hautstellen sanft abgetupft werden. Lassen Sie die Lösung etwa 20 bis 40 Minuten einwirken, bevor Sie Ihr Gesicht mit Wasser abwaschen.

Täglich angewendet, werden Sie schnell eine Besserung feststellen können.

Behandlung bei Alzheimer und Demenz

Leider sind heutzutage immer mehr Menschen vor allem von Alzheimer betroffen. Während im Anfangsstadium lediglich die Synapsen eingeschränkt sind und die Kommunikation der Neuronen nicht mehr richtig funktioniert, sterben im fortgeschrittenen Stadium nach und nach die Nervenzellen ab. DMSO bei Alzheimer kann nachweislich unreife Gehirnzellen durch die Schwefelverbindung wieder zum Reifen bringen und die Durchblutung im Gehirn fördern, was ganz besonders wichtig ist. Kommt es zu einer schlechten Durchblutung und daraufhin zu einem Mangel an Sauerstoff und Nährstoffen, werden Gehirnzellen verletzt und sterben im schlimmsten Fall ab. Da DMSO auch weiterhin für eine bessere Kommunikation der Neuronen sorgt, bleibt die geistige Fähigkeit auch im Alter noch erhalten. Ein ebenfalls sehr wichtiger Punkt ist der, dass DMSO die Proteine, genannt Amyloide, im Gehirn auflöst, die Alzheimer auslösen und dafür sorgen, dass die Erkrankung immer weiter voranschreitet.

Zutaten:
0,1 Gramm DMSO pro Kilogramm Körpergewicht
300 ml Wasser, Tee oder Saft, dabei ist die Sorte des Tees oder des Safts ganz Ihnen und Ihrem Geschmack überlassen

Zubereitung:
Stellen Sie die DMSO-Konzentration entsprechend Ihres Körpergewichts her und mischen Sie diese Lösung nach Ihrem Belieben mit 300 ml Wasser, Tee oder Saft.

Anwendung:
Trinken Sie die Lösung dreimal am Tag über drei Tage hinweg und anschließend einmal am Tag. Die Anwendung kann zwei bis drei Monate erfolgen.

Hinweis:
Wichtig ist, eine Behandlung mit DMSO bei Demenz und Alzheimer so früh wie möglich zu beginnen, da hier die Ergebnisse am besten sind. Ist die Demenz hingegen schon weit vorangeschritten, lassen sich die entstandenen Schäden leider nicht mehr rückgängig machen.

Behandlung bei Allergien

Seien es Pollen, Hausstaub oder Nickel, heutzutage reagieren viele Menschen aufgrund einer Überreaktion des Immunsystems auf einen oder mehrere bestimmte Stoffe. Als Allergiker sollte nun diese Abwehrreaktion wieder auf ein normales Maß gedrosselt werden. DMSO wirkt ausgleichend und kann den immunologischen Prozess wieder ins Gleichgewicht bringen. Eine Anwendung kann sowohl äußerlich als auch innerlich vollzogen werden. Meist ist eine äußerliche Anwendung in Form einer DMSO-Salbe gängig bei Allergien, um diese auf die betroffenen Hautstellen, welche mit Rötung, Schwellung oder Juckreiz einhergehen, zu geben.

Zutaten:
DMSO in der richtigen Konzentration für den entsprechenden Bereich, den Sie behandeln wollen
Aloe-vera-Gel

Zubereitung:
Verdünnen Sie das DMSO mit Wasser. Vermischen Sie nun die DMSO-Lösung im Verhältnis 50:50 mit einem Aloe-vera-Gel, welches Sie in der Apotheke, einem Drogeriemarkt, einem Reformhaus oder im Internet kaufen können.

Die Vorteile dieser Salbe sind:

- Sie spendet Feuchtigkeit.
- Sie weist eine wundheilende Wirkung auf.
- Sie wirkt regenerierend und kühlend.

Anwendung:
Tragen Sie die Salbe einmal täglich auf den gereinigten, betroffenen Körperbereich auf. Wie lange Sie diese Behandlung vollziehen, hängt von Ihrer Allergie ab. Gegen eine gesamte Dauer von zwei bis drei Monaten spricht jedoch nichts.

Hinweis:
Stellen Sie die Salbe immer frisch her, aufgrund der geringen Haltbarkeit von Aloe vera. Selbst gemachte Aloe-vera-Gele können etwa eine Woche im Kühlschrank aufbewahrt werden.

Behandlung bei Angina pectoris

Bei Angina pectoris handelt es sich um eine Herzerkrankung, häufig aufgrund einer Verengung von Herzkranzgefäßen, die bei körperlicher Anstrengung und auch Stress anfallsartig mit starken Schmerzen auftreten kann. Der Patient klagt meist über ein Gefühl der Enge und des Drucks in der Brust und der Herzgegend. Verantwortlich für diese Erkrankung ist ein Sauerstoffmangel des Herzens. Da DMSO die Gefäße erweitern kann und Durchblutungsstörungen positiv beeinflusst, wird das Herz dadurch vermehrt durchblutet und mit Sauerstoff versorgt. Weiterhin hilft DMSO, bestimmte Medikamente schneller und effektiver zum Herz zu transportieren. Es kann also als Transporteur dienen oder auch allein innerlich angewendet werden.

Zutaten:
0,1 Gramm DMSO pro Kilogramm Körpergewicht
300 ml Wasser, Tee oder Saft, dabei ist die Sorte des Tees oder des Safts ganz Ihnen und Ihrem Geschmack überlassen

Zubereitung:
Stellen Sie die DMSO-Konzentration entsprechend Ihres Körpergewichts her und mischen Sie diese Lösung nach Ihrem Belieben mit 300 ml Wasser, Tee oder Saft.

Anwendung:
Trinken Sie die Lösung dreimal am Tag über drei Tage hinweg.

Behandlung als Anti-Aging-Effekt

Während in der heutigen Zeit Unsummen von Geld für Cremes, Seren oder Behandlungen ausgegeben wird, um dem älteren Aussehen entgegenzuwirken, kann DMSO auf natürliche Weise Abhilfe schaffen und für ein frisches und junges Hautbild sorgen. Die Haut wird geglättet und gestrafft und die Hautzellen werden erneuert. Hierbei ist zu erwähnen, dass es nicht nur auf die äußerlichen Zeichen der Zeit anspricht, sondern auch auf die innerlichen, wie die stetige körperliche Einschränkung der Organe und der Gedächtnisleistung.

Neben der Behandlung mit DMSO beinhaltet eine erfolgreiche Therapie außerdem die folgenden Aspekte:

- ausreichend Schlaf,
- gesunde Ernährung,
- tägliche Bewegung und vor allem eine
- Entgiftung.

Zutaten:
0,1 Gramm DMSO pro Kilogramm Körpergewicht
300 ml Wasser, Tee oder Saft, dabei ist die Sorte des Tees oder des Safts ganz Ihnen und Ihrem Geschmack überlassen

Zubereitung:
Stellen Sie die DMSO-Konzentration entsprechend Ihres Körpergewichts her und mischen Sie diese Lösung nach Ihrem Belieben mit 300 ml Wasser, Tee oder Saft.

Anwendung:
Trinken Sie die Lösung dreimal täglich über drei Tage hinweg und anschließend für zwei bis drei Monate einmal täglich.

Ebenso können Sie auch eine DMSO-Mischung mit isotonischem Meerwasser im Verhältnis 1:9 herstellen und sich nach dem Duschen damit einsprühen.

Schon anfangs wurde beschrieben, dass DMSO Giftstoffe an sich bindet, diese aus dem Körper ausscheidet und allgemein eine regenerierende Wirkung auf den Körper hat.

Anmerkung:
Wer sich nach den Gesetzen der Natur ernährt, benötigt in der Regel keine teure Verjüngungskur. Bewährte Lebensmittel, beispielsweise gegen Falten, sind:

- dunkle Beeren
- grünes Gemüse
- Nüsse und gesunde Öle
- Karotten
- Tomaten
- Kurkuma

Behandlung bei Arteriosklerose

Bei der Arteriosklerose handelt es sich um Gefäßeinlagerungen in den Blutgefäßen und somit kommt es zu einer Verengung dieser. Der Blutfluss kann hierdurch erschwert werden und langfristig kann eine mangelnde Versorgung der Organe entstehen. Im schlimmsten Fall kommt es zu einem Herzinfarkt oder zu Schlaganfällen. DMSO als Trinklösung erhöht den Sauerstofftransport zu den einzelnen Organen und erweitert die Gefäße. Weiterhin kann DMSO die Gefäßablagerungen lösen. An dieser Stelle sei jedoch erwähnt, dass eine Umstellung der Lebensweise unumgänglich ist, da diese meist die Ursache darstellt. Ebenso ist ein regelmäßiger Kontrollbesuch beim Hausarzt wichtig, da die Arteriosklerose zu keinen Schmerzen führt und eine erfolgreiche Wirkung nach der DMSO-Behandlung nicht wirklich vom Patienten selbst überprüft werden kann.

Als präventives Mittel gegen Arteriosklerose und andere Erkrankungen des Herz-Kreislauf-Systems kann DMSO ebenfalls verwendet werden.

Zutaten:
0,1 Gramm DMSO pro Kilogramm Körpergewicht
300 ml Wasser, Tee oder Saft, dabei ist die Sorte des Tees oder des Safts ganz Ihnen und Ihrem Geschmack überlassen

Zubereitung:
Stellen Sie die DMSO-Konzentration entsprechend Ihres Körpergewichts her und mischen Sie diese Lösung nach Ihrem Belieben mit 300 ml Wasser, Tee oder Saft.

Anwendung:
Trinken Sie die Lösung dreimal täglich über drei Tage hinweg und anschließend für zwei bis drei Monate einmal täglich.

Behandlung bei Arthritis

Wie bereits erwähnt, ist DMSO vor allem bei Arthritis ein sehr beliebtes Behandlungsmittel, da es hier zu vielen verschiedenen Symptomen kommt, die mit DMSO sehr gut beseitigt werden können. Betroffen sind vor allem die Hauptgelenke mit Schwellungen, Rötungen und Schmerzen. Befindet sich die Arthritis im Anfangsstadium, werden Schleimhäute zerstört, durch die vermehrte Reibung der Knorpel aneinander. Da DMSO vor allem bei degenerativen Entzündungsprozessen hilft, können Schmerzen schneller gelindert und zugleich eine höhere Beweglichkeit erzielt werden. Auch damit einhergehende Entzündungen werden gehemmt. Das Gewebe wird mithilfe von DMSO schnell passiert und die betroffenen Gelenke zügig mit den Ernährungsstoffen versorgt. Bereits nach 5 bis 20 Minuten lokaler äußerlicher Anwendung kann eine merkliche Besserung der Beschwerden festgestellt werden, welche etwa vier bis sechs Stunden anhält.

Nach einer zweiwöchigen Behandlung mit DMSO kommt es zu einer signifikanten Verbesserung der Beweglichkeit und Reduzierung der Schmerzen, während sogar nach mehreren Monaten einer Behandlung die Krankheit vollständig geheilt werden kann.

Zutaten:
DMSO in der richtigen Konzentration für den entsprechenden Bereich, den Sie behandeln wollen
Diclofenac-Gel

Zubereitung:
Verdünnen Sie das DMSO mit Wasser. Vermischen Sie nun die DMSO-Lösung mit etwas Diclofenac-Gel, welches in der Apotheke erhältlich ist.

Berechnung der Menge an einem Beispiel bei einer Knie-Arthritis:
70 % DMSO vermischt mit 30 % Wasser
1 Teelöffel Diclofenac-Gel

Anwendung:
Reiben Sie die betroffenen Stellen mit dieser Salbe dreimal täglich ein und Entzündungen sowie Schmerzen werden rasch gelindert. Führen Sie die Behandlung bis zur Besserung fort.

Anmerkung:
Diese Dosierung und die Art der Anwendung eignen sich ebenfalls bestens bei Verstauchungen und Zerrungen.

Ein weiterer Hinweis, um eine Arthritis schneller auszuheilen, ist die parallele gesunde Ernährung gemeinsam mit einer DMSO-Behandlung. Besonders Produkte wie Rind, Schwein, Lamm und Kalb fördern die Entzündungen in den Gelenken und sollten aus diesem Grund vor allem zu Anfang der Behandlung oder auch bei einem akuten Arthritisschub gemieden werden.

Folgende Nahrungsmittel sind bei einer Arthritis erlaubt beziehungsweise sollten nicht auf dem Speiseplan stehen:

Lebensmittel	**Ist erlaubt**	**Sollte gemieden werden**
Eier	Gekocht oder pochiert (maximal eins am Tag)	Rührei und Spiegelei
Fisch	Gegrillter oder gebackener, frischer, weiß-fleischiger Fisch	Nicht weiß-fleischig, gebacken oder paniert
Fleisch	Geflügel, jedoch nicht paniert oder gebraten	Rotes Fleisch wie Rind, Schwein, Lamm und Kalb
Gemüse	Frisches rohes Gemüse, höchstens gedünstet, und gegrillte oder gebackene Kartoffeln	Gemüse aus der Dose und gebratene Kartoffeln
Getränke	Frische Gemüse- und Obstsäfte, Kräutertees und Wasser	Alkohol, Kaffee, Getränke mit Kohlensäure, künstliche Obstsäfte, Kakao, Dosengetränke
Getreide	Vollkorngetreide, Roggen, Weizen, Hafer, Kleie, Hirse, Buchweizen und andere ganze Körner, brauner Reis, Leinsamen, Sonnenblumenkerne, Kürbiskerne	Weißmehlprodukte, weißer Reis, industrielles Müsli, geschältes Getreide
Gewürze	Knoblauch, Petersilie, Zwiebeln, Majoran, Schnittlauch	Salz, Pfeffer und scharfe Gewürze
Milchprodukte	Rohmilch, Butter, Joghurt, Hüttenkäse und weißer Käse	Alle pasteurisierten Käsesorten, industriell verarbeitete Butter und Dressings
Nüsse	Alle Nüsse in roher Form	Geröstet und gesalzen
Obst	Alle Sorten, sowohl frisch als auch gefroren	Obst aus Dosen und zusätzlich gesüßtes Obst
Öl	Kalt gepresste Öle	Industriell verarbeitete Öle
Sprossen	Alle, vor allem Weizen, Erbsen und Linsen	Keine

Süßes	Roher Honig, reiner Ahornsirup, Johannisbrot	Industrieller Zucker in jeglicher Form
Suppen	Alle frisch zubereiteten Suppen, vor allem aus Gemüse	Suppen aus Dosen oder Tüten

Behandlung bei Arthrose

Die Arthrose ist der chronische Nachfolger der Arthritis und die „beliebteste" Erkrankung, wenn es um die Anwendung von DMSO geht.

Eine Arthrose kann in jedem Gelenk auftreten und kommt durch eine Abnutzung dieser zustande. Die Betroffenen haben starke Schmerzen und sind in ihrer Bewegung meist sehr eingeschränkt. Beispielsweise Eine Arthrose im Knie lässt das Treppensteigen häufig zur Qual werden, da die Gelenke auch dauerhaft geschädigt sind. Diese Krankheit, die heutzutage vermehrt auftritt, allen voran in Knie und Hüfte, betrifft in den meisten Fällen Personen ab 50 Jahren. Da die Schulmedizin nur bedingt helfen kann und die Behandlungen keine positiven Ergebnisse bringen, schafft es DMSO hingegen, die Schmerzen in kurzer Zeit verschwinden zu lassen, sofern eine Behandlung mehrmals täglich lokal angewendet wird. Nach etwa zwei Wochen reduzieren sich die Schmerzen deutlich.

Zutaten:
DMSO in der richtigen Konzentration für den entsprechenden Bereich, den Sie behandeln wollen
Diclofenac-Gel

Zubereitung:
Verdünnen Sie das DMSO mit Wasser. Vermischen Sie nun die DMSO-Lösung mit etwas Diclofenac-Gel, welches in der Apotheke erhältlich ist.

Anwendung:
Reiben Sie die betroffenen Stellen dreimal täglich mit dieser Salbe ein und Entzündungen sowie Schmerzen werden rasch gelindert. Führen Sie die Behandlung über zwei bis drei Monate durch.

Behandlung bei Asthma

Bei Asthma handelt es sich um eine nicht heilbare Erkrankung der Bronchien, die vor allem bei allergischem Asthma aufgrund einer Veranlagung zustande kommt. Obwohl dem DMSO antientzündliche und antiallergische Eigenschaften nachgesagt werden, kann es Asthma ebenfalls nicht heilen, doch die Symptome um ein Vielfaches verringern. In einer DMSO-Forschung in Bezug auf Asthma, die von einem Internisten, einem Allergologen und einem Lungenspezialisten gemeinsam durchgeführt wurde, konnte eine Verbesserung der Symptome bei 60 % der Patienten erreicht werden. Weitere 25 % der Patienten erzielten herausragende Ergebnisse.

Tipp:

Wenn Sie von Asthma betroffen sind, können Sie gemeinsam mit DMSO und einer Umstellung der Ernährung ein nahezu symptomfreies Leben führen.

Meiden Sie bei der Ernährung übermäßig viel Fleisch, Zucker und Salz und konsumieren Sie hingegen viel frisches Obst und Gemüse sowie Vollkornprodukte.

Zutaten:

DMSO in einer Konzentration von 50 %
50 % Wasser

Zubereitung:

Stellen Sie eine DMSO-Konzentration von 50 % mit 50 % Wasser her.

Anwendung:

Reiben Sie den Bereich Ihrer Bronchien einmal täglich mit der Lösung ein. Alternativ können Sie auch eine Trinklösung mit einem Teelöffel DMSO und 300 ml Wasser, Tee oder Saft zubereiten und diesen über zwei Monate einmal am Tag trinken.

Behandlung bei Atemwegsinfektionen

Für eine Infektion der Atemwege können sowohl Bakterien als auch Viren verantwortlich sein. Betroffen sind die Schleimhäute der Nase, der Rachen und der Bronchien. Zu den typischen Symptomen gehören Halsschmerzen, Schnupfen und Husten. Erkältungen verlaufen durch eine Behandlung mit DMSO kürzer und erweisen sich als harmloser.

Zutaten:
DMSO in einer Konzentration von 30 %
70 % Wasser

Zubereitung:
Stellen Sie eine DMSO-Konzentration von 30 % mit 70 % Wasser her.

Anwendung:
Mit einer sauberen Pipette wird die Flüssigkeit vorsichtig dreimal am Tag bis zur Besserung in die Nase geträufelt, was anfangs etwas brennen kann, jedoch nach einer kurzen Zeit wieder nachlässt. Durch die Behandlung mit DMSO kommt es zu einer Abschwellung der Nasenschleimhäute.

Behandlung bei Augenproblemen

Täglich sind unsere Augen mehreren Reizen ausgesetzt, sei es die Arbeit am Bildschirm, LED-Licht oder auch andere Blendungen, die sie empfindlich werden lassen.

In mehreren Studien konnte die positive Wirkung von DMSO bei degenerativen, entzündlichen und infektiösen Augenproblemen festgestellt werden, denn DMSO entspannt die Augenmuskulatur und fördert die Durchblutung. Weiterhin werden Glaskörper und Linse ausgespült. Das Auge fühlt sich frischer sowie wacher an und es kommt zu einer Erholung des Sehvermögens.

Fallbeispiel von einem Patienten mit Retinitis pigmentosa
(erbliche Augenerkrankung):
Die Augenerkrankung Retinitis pigmentosa ist eine degenerative Erkrankung der Netzhaut, welche zur Erblindung führt.

Der in diesem Beispiel behandelte Patient, der von dieser Krankheit betroffen war, hatte auf beiden Augen bereits ein sehr eingeschränktes Sehvermögen. Er tropfte sich zweimal täglich eine DMSO-Lösung ins Auge und nach nur fünf Tagen verbesserte sich seine Sehleistung. Weitere drei Monate später bekam er wieder eine schärfere Sicht. Obwohl die vollständige Sehkraft nicht wiederhergestellt werden konnte, verhinderte die Behandlung mit DMSO die Erblindung.

Zutaten:
DMSO in einer Konzentration von 1 bis 3 % (3 % DMSO und 97 % Wasser)
Kochsalzlösung 0,9 %

Zubereitung:
Stellen Sie eine DMSO-Konzentration von 1 bis 3 % her und mischen Sie etwa drei Tropfen der DMSO-Flüssigkeit mit 10 ml Kochsalzlösung.

Anwendung:
Träufeln Sie diese Kombination jeden Tag zwei- bis sechsmal für die Dauer von zwei bis drei Monaten ins Auge.

Behandlung bei Bandscheibenvorfällen

Zwischen den Wirbelkörpern der Wirbelsäule sitzen die 4 mm dicken Bandscheiben, auch genannt Airbags, da sie Stöße und Erschütterungen abmildern. Verrutschen oder nutzen sich die Bandscheiben aufgrund von Übergewicht, einer ungesunden Lebensweise oder auch ständigen schweren Belastungen ab, kommt es zu einem Bandscheibenvorfall. Im ersten Schritt gilt es daher, die Patienten schmerzfrei zu bekommen, erst dann kann eine Therapie durch Reha-Sport oder Krankengymnastik beginnen. Diese Schmerzen können mit DMSO gut und schnell gelindert und eine Entspannung der Muskeln kann erzielt werden.

Zutaten:
0,1 Gramm DMSO pro Kilogramm Körpergewicht
300 ml Wasser, Tee oder Saft, dabei ist die Sorte des Tees oder des Safts ganz Ihnen und Ihrem Geschmack überlassen

Zubereitung:
Stellen Sie die DMSO-Konzentration entsprechend Ihres Körpergewichts her und mischen Sie diese Lösung nach Ihrem Belieben mit 300 ml Wasser, Tee oder Saft.

Anwendung:
Trinken Sie die Lösung für etwa einen Monat und nach täglicher Einnahme reduzieren sich die Schmerzen mit der Zeit.

Behandlung bei Bindehautentzündung

Als häufigste Ursache für eine Bindehautentzündung kommen Viren und Bakterien infrage, die mit dem Tränenfilm eindringen, worauf die Bindehaut mit einer Entzündung reagiert. In den meisten Fällen werden diese durch unsaubere Hände oder auch mit Kontaktlinsen ins Auge gebracht.

Zutaten:
DMSO in einer Konzentration von 1 bis 3 % (3 % DMSO und 97 % Wasser)
10 ml Kochsalzlösung 0,9 %

Zubereitung:
Stellen Sie eine DMSO-Konzentration von 1 bis 3 % mit Wasser her und vermischen Sie 10 ml Kochsalzlösung mit vier Tropfen der hergestellten DMSO-Konzentration.

Anwendung:
Tropfen Sie nun die Lösung täglich zwei- bis sechsmal am Tag in das betroffene Auge, bis eine vollständige Heilung eingetreten ist.

Behandlung bei Borreliose

Bei Borreliose handelt es sich um eine chronische bakterielle Infektion, sie wird als Bakterium Borrelia burgdorferi in den meisten Fällen von Zecken übertragen, da in Deutschland jede dritte Zecke die Bakterien in sich trägt. Die Erkrankung ist sehr hartnäckig und kann langwierig sein, ebenso ist sie nicht leicht auszumachen, da sie oftmals verborgen verläuft. Betroffen sind die Nervengelenke, das Herz, die Haut und die Gelenke. Eine Borreliose kann unterdessen an der Wanderröte erkannt werden, eine etwa fünf Zentimeter große, ringförmige und größer werdende Hautrötung, die sich in den meisten Fällen an der Bissstelle der Zecke befindet. Oxidative Wirkstoffe, wie etwa Wasserstoffperoxid, Ozon und Chlordioxid, sind hier die Mittel der Wahl, da sie die Bakterien abtöten und keine Resistenzen zulassen. Zusammen mit DMSO als Transportmittel können diese Stoffe schnell an ihr Ziel gelangen und dort ihre Wirkung entfalten.

Zutaten:
1 ml DMSO
1 ml Chlordioxid-Lösung
300 ml Wasser

Zubereitung:
Im ersten Schritt vermischen Sie 1 ml DMSO mit 1 ml Chlordioxid und 300 ml Wasser.

Anwendung:
Trinken Sie die Lösung morgens, mittags und abends. Die Menge können Sie nach und nach bis auf 4 ml erhöhen, abhängig von Ihrem Körpergewicht.

Schon nach wenigen Minuten werden die Bakterien, aber auch Pilze, Viren, Parasiten und Würmer abgetötet. Führen Sie diese Therapie für zwei bis drei Monate fort.

Eine weitere Möglichkeit ist ein DMSO- und Chlordioxid-Vollbad. Mischen Sie dazu jeweils 100 Tropfen DMSO und 100 Tropfen Chlordioxid mit 300 ml Wasser und geben Sie es in ein etwa 37 Grad Celsius warmes Vollbad. Baden Sie darin etwa 20 Minuten und achten Sie darauf, dass das Wasser die Temperatur beibehält, indem Sie immer wieder warmes Wasser nachlaufen lassen. Die Poren können sich dadurch öffnen und das Chlordioxid kann, mithilfe des DMSO, bis in das Muskelgewebe vordringen.

Tipp:
Damit es bei der Ausleitung der Bakterien zu keinen Beschwerden im Magen-Darm-Bereich kommt, empfiehlt sich die Einnahme von Heilerde. Diese erhalten Sie im Drogeriemarkt. Durch die Ergänzung der Heilerde können die Bakterien besser gebunden und folgenlos ausgeschieden werden.

Behandlung bei chronischer Blasenentzündung

Bei einer Blasenentzündung sind meist die eigenen Bakterien, Escherichia-coli-Bakterien, der Darmflora verantwortlich, die oftmals durch das falsche Abwischen des Analbereichs (von hinten nach vorn nach dem Stuhlgang, in Richtung der Harnröhre) bis in die Blase gelangen. Meist tritt eine Blasenentzündung bei Frauen auf, da die Harnröhre etwa vier Zentimeter kürzer ist als bei Männern und zudem noch näher am After liegt. Die Blasenentzündung geht in den meisten Fällen mit Brennen vor, während und nach dem Wasserlassen einher.

Ob jedoch chronische oder auch akute Blasenentzündung, DMSO kann die Symptome und Beschwerden rasch lindern, auch aufgrund seiner entwässernden Wirkung.

Zutaten:
0,1 Gramm DMSO pro Kilogramm Körpergewicht
300 ml Wasser, Tee oder Saft, dabei ist die Sorte des Tees oder des Safts ganz Ihnen und Ihrem Geschmack überlassen

Zubereitung:
Stellen Sie eine DMSO-Lösung je nach Körpergewicht her und mischen Sie diese beliebig mit 300 ml Wasser, Tee oder Saft.

Anwendung:
Trinken Sie die Lösung und eine Linderung der Beschwerden wird sehr schnell eintreten. Die Behandlung können Sie bis zur Heilung fortführen.

Behandlung bei Diabetes

Auch wenn DMSO im Anfangsstadium bei Diabetes mellitus Typ II angewendet werden kann, so muss darauf hingewiesen werden, dass Diabetiker ein Risiko tragen, wenn sie DMSO verwenden. Den Grund haben Sie bereits innerhalb des Kapitels **„Über die richtige Anwendung – Einnahme und Darreichungsformen"** erfahren. Möchten Sie eine Behandlung wagen, so sprechen Sie unbedingt vorher mit Ihrem Arzt.

Eine Behandlung mit DMSO ist daher nur zu empfehlen, wenn eine Resistenz gegen Insulin die Ursache ist. DMSO kann diese verlangsamen oder auch aufhalten, indem die Rezeptoren für Insulin und die Funktion regeneriert wird. DMSO sollte in diesem Fall direkt vor den Nahrungsaufnahmen eingenommen werden.

Zutaten:
0,1 Gramm DMSO pro Kilogramm Körpergewicht
300 ml Wasser, Tee oder Saft, dabei ist die Sorte des Tees oder des Safts ganz Ihnen und Ihrem Geschmack überlassen

Zubereitung:
Stellen Sie eine DMSO-Lösung je nach Körpergewicht her und mischen Sie diese mit 300 ml Wasser, Tee oder Saft.

Anwendung:
Trinken Sie die Lösung einmal am Tag für zwei bis drei Monate.

⚠

Damit es zu keinen Überdosierungen kommt, besprechen Sie diese Therapie vorher mit Ihrem behandelnden Arzt ab.

Behandlung bei Erkrankungen des Darms, wie Colitis ulcerosa oder Morbus Crohn

Leiden Patienten unter heutzutage nicht mehr seltenen chronischen Erkrankungen des Darms, findet dieser keine Balance mehr und ist in einem stetigen Ungleichgewicht, geplagt von Entzündungen und einhergehenden Schmerzen. DMSO mit seiner schmerzstillenden und entzündungshemmenden Wirkung kann diese beiden Symptome lindern und für ein allgemeines Wohlbefinden sorgen. Bereits mehrere Studien konnten die Wirksamkeit von DMSO hinsichtlich verschiedener Darmerkrankungen wie Colitis ulcerosa, Morbus Crohn, Magenschleimhautentzündungen, Magengeschwüren und weiteren chronischen-entzündlichen Krankheiten im Darm nachweisen. Hierfür eignet sich am besten die orale Einnahme mit einer Konzentration von 10 bis 20 % DMSO. Durch das Abfangen der freien Radikale und die nachweisliche Minderung von Entzündungen im Körper werden Symptome solcher chronischen Darmerkrankungen reduziert. Ein weiterer Vorteil ist der Schutz der Magen-Darm-Organe und die Beruhigung dieser. Weiterhin können auch Medikamente besser und effektiver gegen diese Krankheiten eingesetzt werden, wenn DMSO als Transporteur dient.

Zutaten:
0,1 Gramm DMSO pro Kilogramm Körpergewicht
300 ml Wasser, Tee oder Saft, dabei ist die Sorte des Tees oder des Safts ganz Ihnen und Ihrem Geschmack überlassen

Zubereitung:
Stellen Sie eine DMSO-Lösung je nach Körpergewicht her und mischen Sie diese nach Ihrem Belieben mit 300 ml Wasser, Tee oder Saft.

Anwendung:
Diese Mischung sollten Sie nun zweimal am Tag für die Dauer von zwei bis drei Monaten oral zu sich nehmen.

⚠

Sprechen Sie vorher mit Ihrem Arzt, sollten Sie bereits medizinische Medikamente gegen Ihre chronische Darmerkrankung einnehmen.

Behandlung bei Druckgeschwüren, beispielsweise bei Dekubitus
Druckgeschwüre, auch Wundliegen genannt, können aufgrund längerer Bettlägerigkeit auftreten und sind entsprechend schwer zu heilen, wenn Patienten nicht mehr aufstehen können. Die Geschwüre entstehen, wenn es zu einem starken und dauerhaften Druck auf Haut, Knochen und auch das Gewebe kommt. Eine Behandlung mit DMSO hemmt die Entzündung, reduziert Schmerzen und trägt zu einer Heilung bei. Am besten eignet sich eine Lösung aus DMSO und Wasser entsprechend des betroffenen Körperbereichs, vermischt mit einer speziellen Heilsalbe.

Zutaten:
DMSO in der richtigen Konzentration für den entsprechenden Bereich, den Sie behandeln wollen
spezielle Heilsalbe gegen Druckgeschwüre, wie beispielsweise die Dermolex-Salbe

Zubereitung:
Stellen Sie zuerst die Lösung aus DMSO mit Wasser her und mischen Sie anschließend die Heilsalbe unter.

Anwendung:
Tragen Sie die Salbe äußerlich ein- bis zweimal täglich auf den Körper bis zur Besserung auf. Mithilfe von DMSO gelangen die heilenden Wirkstoffe der Salbe schneller in den Bereich und beschleunigen die Heilung des Geschwürs, während DMSO die Schmerzen und die Entzündung hemmt.

Behandlung bei Erkältungen

Erkältungen kennt jeder und so gut wie jedes Jahr werden wir von dieser heimgesucht, meist einhergehend mit Fieber, Husten, einer laufenden Nase und Halsschmerzen. Bereits im Kapitel „So wirkt Ihr Immunsystem mit DMSO zusammen“ konnten Sie erfahren, dass DMSO das Immunsystem unterstützt und stärkt. Daher ist eine Behandlung während einer Erkältung mit DMSO eine gute Variante, um schnell eine Genesung zu erzielen und die Symptome zu bekämpfen. DMSO kann in diesem Fall äußerlich, auf den schmerzenden Stellen wie Brust und Hals, aber auch innerlich angewendet werden.

DMSO-Rezept für Ohrentropfen und Nasentropfen

Zutaten:
15 ml DMSO in der reinen Form von 99,9 %
85 ml Magnesiumchlorid

Zubereitung:
Mischen Sie 15 ml DMSO und 85 ml Magnesiumchlorid miteinander, um Ohren- beziehungsweise Nasentropfen herzustellen.

Anwendung:
Geben Sie die Tropfen am besten mit einem Wattestäbchen oder einer Pipette in die Nase und / oder die Ohren. Führen Sie die Behandlung zweimal am Tag durch, bis die Erkältung abgeklungen ist.

DMSO-Rezept bei grippalem Infekt

Zutaten:

0,1 Gramm DMSO pro Kilogramm Körpergewicht
300 ml Wasser, Tee oder Saft, dabei ist die Sorte des Tees oder des Safts ganz Ihnen und Ihrem Geschmack überlassen

Zubereitung:

Stellen Sie eine DMSO-Lösung je nach Körpergewicht her und mischen Sie diese beliebig mit 300 ml Wasser, Tee oder Saft.

Anwendung:

Trinken Sie die Lösung am Morgen, am Mittag und am Abend, bis die Erkältung abgeklungen ist.

DMSO-Rezept zur Einreibung von Hals und Brust

Zutaten:

DMSO mit einer Konzentration von 25 %
75 % Wasser

Zubereitung:

Stellen Sie eine DMSO-Lösung von 25 % mit 75 % Wasser her.

Anwendung:

Reiben Sie mit dieser Lösung zweimal am Tag die schmerzende Brust und / oder den Hals damit ein, bis die Erkältung abgeklungen ist.

Behandlung zur Entwässerung (Ödeme)

Da DMSO auch eine entwässernde Wirkung hat, weswegen es abends eher nicht eingenommen werden sollte, ist es wunderbar zur Behandlung von Ödemen geeignet, indem es äußerlich auf die betroffenen Körperareale gegeben wird und Hemmstoffe sowie Gifte abtransportiert werden. Durch die Anregung des Blutflusses schwellen Ödeme ab und können dadurch heilen. Ebenso hilft die Erweiterung der Gefäße dabei, dass die Ansammlungen von Wasser abgebaut werden und eine allgemein bessere Durchblutung im Körper stattfinden kann.

Zutaten:
0,1 Gramm DMSO pro Kilogramm Körpergewicht
300 ml Wasser, Tee oder Saft, dabei ist die Sorte des Tees oder des Safts ganz Ihnen und Ihrem Geschmack überlassen

Zubereitung:
Stellen Sie eine DMSO-Lösung je nach Körpergewicht her und mischen Sie diese beliebig mit 300 ml Wasser, Tee oder Saft.

Anwendung:
Trinken Sie die Lösung morgens, mittags und abends und Sie werden eine sehr schnelle entwässernde Wirkung feststellen, wobei auch das Druckgefühl und die Schmerzen deutlich nachlassen. Führen Sie die Behandlung so lange fort, bis das Ödem abgeklungen ist.

Behandlung bei Ekzemen

Ist die Haut entzündlich erkrankt und kommt es dabei zu juckenden Hautausschlägen, spricht man von einem Ekzem. Als Ursache kommt vieles in Betracht, wie etwa äußere Einflüsse, beispielsweise Reinigungsmittel oder Allergene. Aber auch Pilze und Viren können ein Ekzem begünstigen. Eine Mischung aus DMSO und Wasser reicht hier vollkommen aus, um durch eine lokale äußerliche Anwendung den Juckreiz und die Entzündung zu stillen.

Zutaten:
DMSO in der richtigen Konzentration für den entsprechenden Bereich, den Sie behandeln wollen

Zubereitung:
Stellen Sie eine DMSO-Lösung entsprechend der betroffenen Körperregion mit Wasser her.

Anwendung:
Geben Sie die Lösung ein- bis mehrmals am Tag auf den betroffenen Körperbereich und lassen Sie sie 20 bis 40 Minuten einwirken. Anschließend waschen Sie die Lösung mit klarem Wasser wieder ab. Führen Sie die Behandlung so lange durch, bis das Ekzem verheilt ist.

Behandlung gegen Falten

Auch wenn es bisher keine eindeutigen Forschungsergebnisse und Studien gibt, die die Wirksamkeit von DMSO bei Falten belegen, so ist davon auszugehen, dass DMSO durch seine unzähligen positiven Eigenschaften, wie entzündungshemmend, abschwellend, gefäßerweiternd und durchblutungsfördernd, einen sehr guten Einfluss auf die Haut hat und weiterhin dafür sorgen kann, dass Zellen sich erneuern und alte Zellen regeneriert werden. Ebenfalls kann DMSO gemeinsam mit Hyaluron und anderen bekannten Wirkstoffen gegen Falten ankämpfen und deren Wirkstoffe schneller und effektiver ans Ziel bringen.

Zutaten:

DMSO in der richtigen Konzentration für den entsprechenden Bereich, den Sie behandeln wollen

einen Teelöffel Aloe-vera-Gel oder Hyaluron-Salbe

Zubereitung:

Da die meisten Falten im Gesicht oder am Dekolleté auftreten, eignet sich hier am besten die Konzentration für den Bereich des Gesichts beziehungsweise des Halses. Stellen Sie die Konzentration der Lösung her und mischen Sie diese mit einem Teelöffel Aloe-vera-Gel oder einer Hyaluron-Salbe.

Anwendung:

Tragen Sie die Lösung am Morgen und am Abend beliebig lange nach der Gesichtsreinigung auf. Sie müssen die Lösung auch nicht wieder abwaschen.

Behandlung bei Frakturen (Knochenbrüchen)

Frakturen sind Knochenbrüche und können schmerzhaft sein sowie je nach Körperbereich auch eine längere Heilungszeit erfordern. DMSO hingegen lindert die Schmerzen und fördert gleichzeitig die Heilung.

Zutaten:
DMSO in der richtigen Konzentration für den entsprechenden Bereich, den Sie behandeln wollen
Wasser

Beispiel für die Behandlung einer Armfraktur:
50 % DMSO
50 % Wasser

Zubereitung:
Stellen Sie eine DMSO-Lösung mit Wasser her.

Anwendung:
Reiben Sie die Körperstelle sowohl am Morgen als auch am Abend mit der konzentrierten DMSO-Lösung ein und lassen Sie diese 20 bis 40 Minuten einwirken, bevor Sie sie mit klarem Wasser abwaschen. Führen Sie die Behandlung bis zur Heilung fort.

Behandlung bei einem Ganglion (Überbein)

Bei einem Ganglion, besser bekannt unter dem Begriff Überbein, handelt es sich um einen heraustretenden und nach außen zeigenden gutartigen Tumor. Da ein Überbein in den meisten Fällen an Gelenken auftritt, wie beispielsweise dem Handgelenk, gehen damit auch oft Schmerzen sowie eine eingeschränkte Bewegung einher. DMSO kann natürlich nicht das Überbein selbst einfach heilen, doch die soeben aufgezählten Symptome reduzieren, daher ist eine generelle äußerliche Verwendung von DMSO bei Gelenkbeschwerden durchaus sinnvoll.

Zutaten:
DMSO in der richtigen Konzentration für den entsprechenden Bereich, den Sie behandeln wollen
60 ml Magnesiumchlorid

Zubereitung:
Stellen Sie zunächst die DMSO-Lösung her und mischen Sie anschließend 20 ml DMSO-Lösung mit 60 ml Magnesiumchlorid und füllen Sie es in eine Sprühflasche.

Anwendung:
Besprühen Sie das betroffene Körperareal einmal am Tag mit der Lösung und lassen Sie es 20 bis 40 Minuten einwirken, bevor Sie mit klarem Wasser die Stelle wieder abwaschen. Sie können die Behandlung über zwei bis drei Monate fortführen.

Behandlung bei einer Gewebeverkalkung

Zu den weiteren Heilwirkungen von DMSO gehört unter anderem die Reparatur von geschädigtem Gewebe, sowohl im Körper als auch am Körper. Aufgrund des schnellen Eindringens in das Gewebe und die Erweiterung der Gefäße werden Verkalkungen gelöst und können abtransportiert werden. Parallel werden Giftstoffe und freie Radikale eingefangen und abgetragen.

Zutaten:
0,1 Gramm DMSO pro Kilogramm Körpergewicht
300 ml Wasser, Tee oder Saft, dabei ist die Sorte des Tees oder des Safts ganz Ihnen und Ihrem Geschmack überlassen

Zubereitung:
Stellen Sie eine DMSO-Lösung je nach Körpergewicht her und mischen Sie diese nach Ihrem Belieben mit 300 ml Wasser, Tee oder Saft.

Anwendung:
Trinken Sie das Gemisch einmal oder auch mehrmals täglich, je nach Schweregrad, für die Dauer von etwa zwei bis drei Monaten.

Behandlung zum Gewebeschutz (Amputation)

Kommt es zu einer Amputation, können damit auch weitreichende Probleme entstehen, wie beispielsweise der Phantomschmerz, der genau da auftritt, wo eine Körperstelle nicht mehr vorhanden ist. Dazu zählen durch Schmerzen verursachte Zuckungen, Kribbeln und eine Empfindlichkeit auf Berührungen. Da bei Amputationen auch oftmals die Nerven betroffen sind, welche schmerzen können, beruhigt das DMSO diese Nerven und sorgt somit für eine merkliche Linderung. Doch auch auftretende Entzündungen nach einer Amputation werden durch das DMSO geheilt, ebenso wie die entstandenen Narben.

Zutaten:
0,1 Gramm DMSO pro Kilogramm Körpergewicht

Zubereitung:
Stellen Sie eine DMSO-Lösung mit Wasser her. Die Wassermenge bemessen Sie je nach Körpergewicht.

Anwendung:
Die Lösung können Sie nun einmal oder auch mehrmals am Tag auf die betroffenen Körperstellen auftragen. Waschen Sie nach einer Einwirkzeit von 20 bis 40 Minuten mit klarem Wasser den Bereich wieder ab. Führen Sie die Behandlung für etwa zwei Monate durch.

Behandlung bei Gürtelrose

Bei Gürtelrose handelt es sich um einen Ausschlag der Haut durch im Körper verbliebene Viren, die sich im Rückenmark nach einer Windpocken-Erkrankung eingenistet haben, auch bekannt unter dem Varizella-Zoster-Virus. Das Virus im Rückenmark bleibt entweder ein Leben lang im Ruhezustand oder bricht als Gürtelrose wieder aus, wenn der Betroffene beispielsweise auch ein geschwächtes Immunsystem besitzt. Der Ausschlag tritt meist halbseitig auf und verursacht starke Schmerzen. Da es lebensbedrohlich sein und Komplikationen sowie bleibende Schmerzen verursachen kann, sollte die Gürtelrose frühzeitig erkannt und behandelt werden. Mithilfe einer antiviralen Salbe, wie die Idoxuridin-Salbe, in Kombination mit DMSO werden Schmerzen gemindert und eine schnelle Heilung herbeigeführt.

Zutaten:
DMSO in der richtigen Konzentration für den entsprechenden Bereich, den Sie behandeln wollen
einen Teelöffel Idoxuridin-Salbe

Zubereitung:
Stellen Sie eine DMSO-Lösung her und mischen Sie diese mit Idoxuridin-Salbe.

Anwendung:
Tragen Sie die fertig gemischte Salbe einmal pro Tag auf die Gürtelrose dünn auf. Die Salbe tragen Sie auf, bis die Beschwerden abgeklungen sind.

Hinweis:
Das Idoxuridin ist eine schmerzlindernde und juckreizstillende Salbe und in Apotheken erwerbbar. Durch DMSO gelangt diese rasch in den Körper und kann die Wirkung entfalten.

Behandlung bei Hämorrhoiden

Bei Hämorrhoiden handelt es sich um gut durchblutete Gefäßpolster, die zwischen Schließmuskel und Enddarm liegen und somit bei jedem Menschen vorhanden sind. Sind jedoch diese Gefäßpolster entzündet, kommt es zu knotenartigen Schwellungen am Gesäß und die Hämorrhoiden werden nach und nach aus dem After gedrückt. Betroffene klagen über Schmerzen, brennenden Stuhlgang, Juckreiz und Blutungen. Als Ursache kommen eine falsche Ernährung, Übergewicht, Bewegungsmangel, Verstopfungen, aber auch schwache Gefäßwände in Frage. DMSO ist bekannt dafür, bei Hämorrhoiden eine sehr gute Wirkung zu erzielen, da diese zurückgehen und die Entzündung gehemmt wird.

DMSO-Rezept für eine Weihrauchsalbe

Zutaten:

DMSO in einer Konzentration von 50 % (50 % DMSO und 50 % Wasser)
20 g Weihrauch
6 Esslöffel Weihrauchöl
6 Esslöffel Olivenöl
2 Esslöffel natives Kokosöl
2 bis 3 Esslöffel Bienenwachs

Zubereitung:

Mithilfe eines Mörsers können Sie im ersten Schritt den Weihrauch zu Pulver verarbeiten, bevor Sie dieses gemeinsam mit den Ölen und dem Bienenwachs in ein hitzebeständiges Gefäß geben. Füllen Sie einen Topf mit Wasser, geben Sie das Gefäß hinein und erhitzen Sie für 30 Minuten das Wasserbad auf dem Herd, ohne es kochen zu lassen, wobei Sie die Masse immer wieder umrühren. Sobald das Bienenwachs geschmolzen ist, lassen Sie alles noch für weitere 15 Minuten im Wasserbad stehen. Währenddessen stellen Sie die DMSO-Konzentration von 50 % her. Geben Sie im Anschluss die Weihrauchmasse mit dem DMSO in eine Braunglasflasche und lassen Sie die Salbe abkühlen.

Anwendung:

Tragen Sie die Salbe einmal am Tag auf die betroffene Stelle auf, bis diese aufgebraucht ist.

Behandlung bei Hepatitis C

Hepatitis C ist eine Entzündung der Leber und durch Blut, aber auch Geschlechtsverkehr übertragbar. Die meisten Menschen, die betroffen sind, nahmen Drogen zu sich und verwendeten hierzu benutztes und verschmutztes Besteck für die Injektion. Wird Hepatitis C nicht behandelt, können Leberzirrhosen und Leberkrebs die Folge sein. Die Krankheit an sich ist jedoch sehr gut zu behandeln und heilbar. Als Transporteur bringt DMSO die eingesetzten Medikamente schnell an Ort und Stelle, sodass das Allgemeinbefinden rasch wieder zunimmt und die Laborwerte verbessert werden.

Zutaten:
0,1 Gramm DMSO pro Kilogramm Körpergewicht
300 ml Wasser, Tee oder Saft, dabei ist die Sorte des Tees oder des Safts ganz Ihnen und Ihrem Geschmack überlassen

Zubereitung:
Stellen Sie eine DMSO-Lösung her und mischen Sie diese nach Belieben mit 300 ml Wasser, Tee oder Saft.

Anwendung:
Trinken Sie die Lösung morgens, mittags und abends bis zur Besserung.

Hinweis:
Um eine Überdosierung der Medikamente zu vermeiden, besprechen Sie die DMSO-Therapie vorher mit Ihrem behandelnden Arzt ab.

Behandlung, um das Immunsystem zu stärken

Dank seiner antioxidativen Wirkung ist DMSO ein hervorragender Unterstützer des Immunsystems, indem Giftstoffe und freie Radikale gebunden und aus dem Körper transportiert werden, Viren, Pilze und Bakterien bekämpft werden, aber auch der Körper als Ganzes geschützt und geheilt wird. Das Immunsystem erfährt durch DMSO, sei es bei einer innerlichen oder auch äußerlichen Anwendung, eine große Entlastung.

Zutaten:
0,1 Gramm DMSO pro Kilogramm Körpergewicht
300 ml Wasser, Tee oder Saft, dabei ist die Sorte des Tees oder des Safts ganz Ihnen und Ihrem Geschmack überlassen

Zubereitung:
Stellen Sie eine DMSO-Lösung her und mischen Sie diese beliebig mit 300 ml Wasser, Tee oder Saft.

Anwendung:
Trinken Sie diese Mischung täglich für etwa zwei bis drei Monate und die Wirkung entfaltet sich sehr schnell im Körper.

Behandlung bei Infektionen

Kommt es im oder auch am Körper zu Infektionen, sind Viren oder Bakterien dafür verantwortlich, die den Organismus stören und Schaden anrichten. Da DMSO bei allen Arten von Infektionen eingesetzt werden kann, und das auf vielfacher Weise, ist eine innerliche Anwendung aufgrund der Ganzheitlichkeit sehr zu empfehlen. Durch das Trinken einer Lösung verteilt sich das DMSO im gesamten Körper und kann überall dort wirken, wo es gebraucht wird. Viren und Bakterien werden bekämpft, abgetötet und rasch aus dem Körper transportiert, während gleichzeitig Entzündungsherde gelöscht und Schmerzen gelindert werden.

Zutaten:
0,1 Gramm DMSO pro Kilogramm Körpergewicht
300 ml Wasser, Tee oder Saft, dabei ist die Sorte des Tees oder des Safts ganz Ihnen und Ihrem Geschmack überlassen

Zubereitung:
Stellen Sie eine DMSO-Lösung her und mischen Sie diese mit 300 ml Wasser, Tee oder Saft.

Anwendung:
Trinken Sie die Lösung morgens, mittags und abends, bis die Infektion abgeklungen ist.

Alternativ können Sie auch bis zur Besserung einmal am Tag 5 bis 10 Tropfen DMSO in Wasser, Tee oder Saft rühren, um die Infektion zu bekämpfen.

Behandlung bei Karpaltunnelsyndrom

An der Innenseite von Handgelenk und Handwurzel verläuft ein von Knochen und Bindegewebe begrenzter Kanal, genannt Karpaltunnel. Ist dort ein Nerv im Handgelenk zu eng und daraufhin geschädigt, ist von einem Karpaltunnelsyndrom die Rede. Bemerkbar macht sich das durch Symptome wie ein Taubheitsgefühl, Schmerzen und Kribbeln, welche verstärkt im Daumen oder Mittelfinger auftreten. Als Behandlung kommen Medikamente zum Einsatz, die die Entzündung hemmen. Da Entzündungen und Schmerzen zum Spezialgebiet von DMSO gehören, ist eine Verwendung bei dieser Diagnose sehr sinnvoll. Nicht nur, weil DMSO die passenden Medikamente besser transportiert, sondern genau diese Symptome signifikant lindert. Zur Anwendung empfiehlt sich in diesem Fall eine Salbe aus DMSO, Diclofenac und Lavendelöl.

Zutaten:
DMSO in einer Konzentration von 50 % (50 % DMSO und 50 % Wasser)
einen Teelöffel Diclofenac-Salbe
einen Esslöffel Lavendelöl

Zubereitung:
Stellen Sie eine DMSO-Lösung von 50 % mit Wasser her und mischen Sie diese mit der Diclofenac-Salbe und dem Lavendelöl.

Anwendung:
Tragen Sie die Salbe einmal am Tag auf den betroffenen Körperbereich auf und lassen Sie die Lösung 20 bis 40 Minuten einwirken, bevor Sie die Stelle mit klarem Wasser wieder abwaschen. Führen Sie die Behandlung so lange fort, bis eine Besserung eintritt.

Behandlung bei Knochenhautentzündungen

Entzündungen sind eines der Spezialgebiete von DMSO. Daher verläuft eine Behandlung bei Knochenhautentzündungen sehr positiv und auch schneller.

Im Körper kommt es im Allgemeinen zu Entzündungen, wenn auf bestimmte Reize, wie beispielsweise ein Fremdkörper, eine Verletzung oder Krankheitserreger, reagiert wird und eine Abwehrhaltung eingenommen wird. DMSO kann zu einer rascheren Abheilung beitragen, indem Entzündungen gehemmt und die Schmerzen gelindert werden. Wird DMSO mit einer Wund- und Heilsalbe vermischt, können deren Wirkstoffe schneller und besser in den entzündeten Bereich vordringen.

Zutaten:
0,1 Gramm DMSO pro Kilogramm Körpergewicht
20 ml Wasser

Zubereitung:
Stellen Sie eine DMSO-Lösung mit Wasser her und mischen Sie diese mit weiteren 20 ml Wasser.

Anwendung:
Nutzen Sie für die Anwendung gerne eine Sprühflasche und tragen Sie die Lösung sowohl am Morgen als auch am Abend auf. Behandeln Sie die Stelle so lange, bis Sie eine Verbesserung der Symptome wahrnehmen.

Spülen Sie den Körperbereich nach einer Einwirkzeit von 20 bis 40 Minuten mit klarem Wasser ab.

Behandlung bei Kompartmentsyndrom

Kommt es aufgrund einer Verletzung, wie beispielsweise einem Bruch, zu einem Gips oder einem Verband, kann sich das Gewebe, welches oftmals durch die Verletzung anschwillt, nicht weiter ausdehnen. Die Folge dieser Verhinderung sind ein steigender Druck und letztendlich die Verletzung des Gewebes, was als Kompartmentsyndrom bezeichnet wird. Der Begriff Kompartment bezeichnet die Schicht aus Bindegewebe, welche das Gewebe umgibt. Davon kann jeder Körperbereich betroffen sein, oftmals sind es jedoch die Gruppen der Muskeln in Armen und Beinen. DMSO in seiner Anwendung wirkt an den betroffenen Stellen regenerierend auf das Gewebe und lindert die einhergehenden Schmerzen. Weiterhin wirkt DMSO abschwellend und kann im Voraus bereits das Kompartmentsyndrom verhindern.

Zutaten:
DMSO in der richtigen Konzentration für den entsprechenden Bereich
Wasser

Zubereitung:
Stellen Sie eine DMSO-Lösung mit Wasser her.

Anwendung:
Tragen Sie die Lösung einmal oder auch mehrmals am Tag, je nach Bedarf, auf den betroffenen Körperbereich auf und lassen Sie sie 20 bis 40 Minuten einwirken, bevor Sie mit klarem Wasser die Stelle wieder abwaschen. Sie können das Kompartmentsyndrom so lange behandeln, bis die Symptome verschwunden sind.

Behandlung im Rahmen der Krebstherapie

Seit längerer Zeit wird bereits an der Wirkung von DMSO auf Krebserkrankungen geforscht, mit zwar wenigen, aber dennoch erfolgversprechenden und hoffnungsvollen Ergebnissen, vor allem bei einer Mischung aus DMSO, Aminosäuren und Cyclophosphamid. Wesentlich ist hierbei die Linderung der Schmerzen und die Verbesserung der Lebensqualität. Da Krebserkrankungen oftmals durch zu viele freie Radikale im Körper verursacht werden, besitzt DMSO die Fähigkeit, diese freien Radikale einzufangen und zu neutralisieren. Diese sogenannten Wasserstoffperoxide, Hydroxyl-Radikale und Hyperoxid-Anionen können Tumorzellen zum Wachsen bringen, während DMSO das Wachstum verhindert. Gewebe und Zellen werden parallel geschützt und weiterhin im Falle einer Bestrahlung vor den Strahlungsschäden bewahrt. Als Transporteur für Medikamente der Chemotherapie können diese in den Mengen reduziert werden und somit für weniger zusätzliche Nebenwirkungen sorgen.

Exkurs:

Freie Radikale, Krebs und DMSO:

Ist der Körper an Krebs erkrankt, überschwemmen freie Radikale den Organismus und schwächen diesen erheblich im Kampf gegen diese Krankheit. Darüber hinaus werden weitere Funktionsstörungen durch die freien Radikale verursacht. DMSO hingegen fängt die Radikale ein und sorgt für eine Regeneration sowie einen Schutz der Zellen. Auch mutierte Krebszellen werden durch DMSO in einen Normalzustand gebracht. Der Zellstoffwechsel, der vorher nicht funktionierte, kann mithilfe dieses Wundermittels wieder repariert werden.

Da es bei Krebs und Tumoren zu viele unterschiedliche Fälle gibt und Dosierungen stark von der Art der Erkrankung abweichen können, empfiehlt es sich, mit Ihrem behandelnden Arzt über eine begleitende Therapie zu sprechen.

Behandlung bei Kontaktdermatitis

Kommt es aufgrund von äußeren Reizen und Substanzen zu Reaktionen der Haut, ist von einer Kontaktdermatitis die Rede, die auch als Ekzem bezeichnet werden kann. Betroffene Hautstellen zeigen eine Entzündung und einen sichtbaren Ausschlag mit Symptomen wie Juckreiz und Schmerzen auf. DMSO wirkt in diesem Fall regenerierend, stoppt den Juckreiz, hemmt die Entzündung und lindert die Schmerzen.

Zutaten:

DMSO in der richtigen Konzentration für den entsprechenden Bereich
Wasser

Zubereitung:

Stellen Sie eine DMSO-Lösung mit Wasser her.

Anwendung:

Tragen Sie die Lösung einmal oder auch mehrmals täglich auf die entsprechende Körperstelle auf, bis eine merkliche Besserung oder gar die vollständige Abheilung eintritt. Lassen Sie die Lösung etwa 20 bis 40 Minuten einwirken und waschen Sie die Stelle anschließend mit klarem Wasser ab.

Behandlung bei künstlichen Gelenken

Bei künstlichen Gelenken, auch Endoprothesen genannt, werden geschädigte Gelenke entweder zum Teil oder auch vollständig durch Prothesen sowie Implantate ersetzt. Da es sich in jedem Fall um einen Fremdkörper handelt, kann der Körper unterschiedlich auf diesen reagieren, wie beispielsweise mit Schmerzen oder einem unwohlen Gefühl. DMSO kann den Körper unterstützen, die neue Situation besser anzunehmen und sich an diese zu gewöhnen, indem eine schmerzlindernde und regenerierende Wirkung erzielt wird. Auch nach einer Operation fördert DMSO die Heilung und lindert erste Symptome.

Zutaten:
15 ml reines DMSO 99,9 %
85 ml Magnesiumchlorid-Lösung

Zubereitung:
Vermischen Sie die 15 ml DMSO mit den 85 ml Magnesiumchlorid gut und geben Sie die Lösung bestenfalls in eine Sprühflasche.

Anwendung:
Sprühen Sie die Lösung auf die betroffene Stelle und waschen Sie alles nach etwa 20 bis 40 Minuten wieder ab. Alternativ können Sie die Mischung auch mit einer Pipette oder einem Wattestäbchen auftragen. Führen Sie die Behandlung etwa einen Monat fort.

Behandlung bei Kopfschmerzen

Die Arten der Kopfschmerzen sind mittlerweile vielfältig und doch sind sie alle gleich unangenehm. Die häufigste Ursache für Kopfweh ist eine oder mehrere Muskelverspannungen vom Nacken, ausstrahlend bis in den Kopf. Da DMSO auch Muskeln entspannt und auflockernd wirkt, kann es problemlos bei Kopfschmerzen eingesetzt werden. Äußerlich auf die betroffene Stelle aufgetragen, lindert es sofort den Schmerz und alle weiteren Symptome. DMSO bietet daher eine wunderbare nebenwirkungsfreie Alternative zu herkömmlichen Schmerztabletten bei Kopfschmerzen oder Migräne, sei es durch eine innerliche oder äußerliche Anwendung.

Zutaten:
0,1 Gramm DMSO pro Kilogramm Körpergewicht
300 ml Wasser, Tee oder Saft, dabei ist die Sorte des Tees oder des Safts ganz Ihnen und Ihrem Geschmack überlassen

Zubereitung:
Stellen Sie eine DMSO-Lösung her und mischen Sie diese beliebig mit 300 ml Wasser, Tee oder Saft.

Anwendung:
Trinken Sie die Mischung und bereits nach der ersten Anwendung können die Schmerzen vollständig abklingen. Die Lösung können Sie morgens, mittags und abends trinken, bis die Schmerzen verschwunden sind.

Anmerkung:
Möchten Sie DMSO äußerlich im Gesicht, beispielsweise an den Schläfen, anwenden, stellen Sie hierfür eine DMSO-Konzentration von 25 % her.

Behandlung bei Verspannungen oder Beschwerden durch Leistungssport

DMSO ist mittlerweile in der Sportmedizin ein beliebtes, alternatives Mittel, gerade bei Leistungssportlern, auch hinsichtlich des erhöhten Verletzungsrisikos, wie etwa Zerrungen, Verspannungen, Wunden, Beulen, Blutergüssen, Verstauchungen und Gelenkschmerzen. Besonders bei Muskelbeschwerden verhilft DMSO zur Entspannung, Regeneration und schnelleren Heilung. Weiterhin kann DMSO Muskelkater bekämpfen, da die Durchblutung erhöht wird und freie Radikale neutralisiert werden. Ein weiterer Vorteil von DMSO bei Muskelverletzungen ist der wärmende Effekt, der sehr lindernd wirkt. Als Transporteur bringt DMSO bei Sportverletzungen entsprechende Wirkstoffe schneller in den betroffenen Bereich, sodass eine Abheilung rascher vonstattengeht. Beliebt bei Sportlern ist beispielsweise auch die kombinierte Einnahme von DMSO mit Magnesium oder Salben, wie Voltaren.

Zutaten:
DMSO in der richtigen Konzentration für den entsprechenden Bereich
50 ml Magnesiumchlorid-Lösung

Zubereitung:
Stellen Sie eine DMSO-Lösung her und mischen Sie diese mit 50 ml Magnesiumchlorid.

Anwendung:
Geben Sie die Lösung mehrmals am Tag auf die entsprechende Stelle und lassen Sie die Mischung etwa 20 bis 40 Minuten einwirken, bevor Sie sie wieder mit klarem Wasser abspülen. Die Behandlung können Sie so lange fortführen, bis die Beschwerden abgeklungen sind.

Behandlung bei Multiple Sklerose (MS)

Spricht man von Multiple Sklerose, so ist darunter eine chronische, entzündungsbedingte Erkrankung des zentralen Nervensystems zu verstehen, wobei das Rückenmark und auch das Gehirn betroffen sein können. Das Heimtückische ist dabei, dass das Immunsystem verantwortlich dafür ist, dass Nerven zerstört werden. Die Folge ist, dass Muskeln unkontrolliert immer mehr abgebaut werden, Lähmungserscheinungen auftreten und die Wahrnehmung sowie die Lenkung der Sinne gestört werden. Bei derartigen Autoimmunerkrankungen kann DMSO das Immunsystem unterstützen, regenerierend und schmerzstillend wirken, dank des enthaltenen organischen Schwefels. Auch verletztes Gewebe kann durch DMSO geheilt werden. Eine Studie in Russland zeigte, dass DMSO die Nervenhüllen zum Nachwachsen anregte und die Nervenimpulse verbesserte. Die Erkrankung Multiple Sklerose kann das Wundermittel DMSO zwar nicht heilen, aber die damit einhergehenden Symptome abschwächen.

Da Sie mit Ihrem Arzt bei Multiple Sklerose über alle zusätzlichen Therapien sprechen sollten, wird dieser Ihnen auch die auf Sie abgestimmte, passende Dosierung mit DMSO aufzeigen.

Behandlung bei Makuladegeneration (AMD)

Bei einer Makuladegeneration ist die Netzhaut, genannt Makula, im hinteren Auge erkrankt, die für ein scharfes Sehen unabdingbar ist. Kommt es also zur Diagnose Makuladegeneration, nimmt die Sehschärfe mit der Zeit immer mehr ab. Betroffen sind meist ältere Menschen und eine Heilung dieser Erkrankung ist leider nicht möglich. Zwar gibt es bisher keine bedeutenden Studien über die Wirksamkeit von DMSO bei Makuladegenerationen, da es jedoch einen positiven Einfluss auf die Sehkraft hat, liegt es nahe, dass DMSO auch hier helfen kann. Die Regeneration und Durchblutung des Auges werden gefördert und die Sehkraft wird gestärkt.

Zutaten:
DMSO in einer Konzentration von 1 bis 3 % (3 % DMSO und 97 % Wasser)
10 ml Kochsalzlösung 0,9 %

Zubereitung:
Stellen Sie eine DMSO-Konzentration von 1 bis 3 % her und mischen Sie davon etwa drei Tropfen mit 10 ml Kochsalzlösung 0,9 %.

Anwendung:
Tropfen Sie die Lösung zwei- bis sechsmal am Tag für die Dauer von zwei bis drei Monaten in das betroffene Auge.

Hinweis:
Sprechen Sie unbedingt im Vorfeld mit Ihrem Augenarzt über die Häufigkeit dieser Dosierung und darüber, was es für Sie zu beachten gibt.

Behandlung bei Menstruationsschmerzen

Viele Frauen kennen die lästigen Schmerzen, die einmal im Monat aufgrund der Menstruation auftreten können. Kommt es bei einer Frau nicht zur Befruchtung der Eizelle oder auch zur erfolgreichen Einnistung in die Gebärmutter, wird die Gebärmutterschleimhaut, die sich in den ersten beiden Wochen des Zyklus aufgebaut hat, abgestoßen und ausgeschieden. Diese Kontraktion in der Gebärmutter löst die sogenannten Unterleibsschmerzen aus, die von Frau zu Frau unterschiedlich sein können. Da DMSO schmerzstillend wirkt und positiv auf Muskeln reagiert, ist eine Einnahme bei solchen Schmerzen sehr zu empfehlen. Dies kann sowohl äußerlich auf den Unterbauch als auch innerlich angewendet werden und Krämpfe und Schmerzen lindern. Auch vorbeugend, wenn Sie merken, dass die Blutung beginnt, und Sie ein leichtes Drücken spüren, können Sie DMSO einnehmen, sodass es erst gar nicht zu Unterleibsschmerzen kommt.

DMSO-Rezept zur oralen Einnahme
Zutaten:
0,1 Gramm DMSO pro Kilogramm Körpergewicht
300 ml Wasser, Tee oder Saft, dabei ist die Sorte des Tees oder des Safts ganz Ihnen und Ihrem Geschmack überlassen

Zubereitung:
Stellen Sie eine DMSO-Lösung her und mischen Sie diese nach Ihrem Belieben mit 300 ml Wasser, Tee oder Saft.

Anwendung:
Trinken Sie die Lösung entweder vorbeugend oder dann, wenn die Schmerzen nicht mehr auszuhalten sind, am Morgen, am Mittag und am Abend über die Dauer Ihrer Periode. Eine Linderung der Beschwerden wird sehr schnell eintreten.

DMSO-Rezept zur äußerlichen Anwendung:
Zutaten:
DMSO in der richtigen Konzentration für den entsprechenden Bereich, den Sie behandeln wollen

Zubereitung:
Stellen Sie die DMSO-Konzentration entsprechend für den Bereich mit Wasser her.

Anwendung:
Tragen Sie die Lösung dreimal am Tag auf Ihren Unterbauch sanft auf. Der Wärmeeffekt stellt sich rasch ein, die Muskeln werden entspannt und die Schmerzen gelindert. Lassen Sie die Lösung etwa 20 bis 40 Minuten einwirken und waschen Sie im Anschluss den Bauch mit klarem Wasser ab. Diese Anwendung können Sie gerne über die Dauer Ihrer Periode fortführen.

Behandlung bei Morbus Parkinson

Morbus Parkinson, auch lediglich unter dem Begriff Parkinson bekannt, ist eine Erkrankung des Nervensystems, bei der vor allem das Gehirn betroffen ist und Nervenzellen mit der Zeit absterben. Der Botenstoff Dopamin, der auch Bewegungen steuert, steht dem Gehirn somit nicht mehr ausreichend zur Verfügung und es kommt zum Zittern und zu anderen ungewöhnlichen Bewegungsabläufen. Auch hier kann das Wundermittel DMSO diese Erkrankung nicht heilen, aber die Symptome lindern und das Immunsystem dahingehend schützen, dass das Morbus Parkinson sich langsamer entwickelt. Weiterhin werden alle Abläufe im Körper und besonders auch das zentrale Nervensystem regeneriert.

Da Sie mit Ihrem Arzt bei Morbus Parkinson über alle zusätzlichen Therapien und auch Medikamente sprechen sollten, wird dieser Ihnen auch die auf Sie abgestimmte, passende Dosierung mit DMSO aufzeigen.

Behandlung bei Narben

Kommt es aufgrund eines kleinen oder großen Unfalls zu Verletzungen der Haut, bildet sich ein Narbengewebe, welches die verletzte Haut ersetzt. Das Narbengewebe, welches auch Fibrose genannt wird, ist dabei ein weniger elastisches Ersatzgewebe und kann ein unschönes Bild abgeben, je nachdem, wie groß und tief eine Wunde war. DMSO ist in der Lage, die Entstehung einer Narbe zu verhindern, wenn es täglich bei der Wundheilung angewendet wird, es kann auch das Gewebe weich machen, da oftmals eine Narbe gewisse Spannungsgefühle auslöst. Durch das tägliche Auftragen von DMSO kann eine Narbe zum Teil oder sogar vollständig behoben werden.

Zutaten:
0,1 Gramm DMSO pro Kilogramm Körpergewicht
40 ml Magnesiumchlorid-Lösung

Zubereitung:
Stellen Sie eine DMSO-Lösung her und mischen Sie 60 ml dieser Lösung mit 40 ml Magnesiumchlorid. Wenn Sie möchten, können Sie das Magnesiumchlorid auch durch Eigenurin ersetzen.

Anwendung:
Geben Sie die Mischung großzügig auf und rund um die Narbe. Lassen Sie die Lösung etwa 20 bis 40 Minuten einwirken und waschen Sie dann den Körperbereich mit klarem Wasser wieder ab. Die Behandlung können Sie etwa zwei bis drei Monate fortführen.

Behandlung bei Nasennebenhöhlenentzündung (Sinusitis)

Kommt es zu einer Sinusitis, sind meist Viren durch eine Erkältung für diese Entzündung verantwortlich, die auch mit Eiter einhergehen kann, sobald Bakterien sich den Viren anschließen. Diese Erreger gelangen durch die Nase in die Nasennebenhöhlen und sorgen für eine Anschwellung der Nasenschleimhäute. Das selbstreinigende Sekret, welches im Normalfall abfließt, kann durch die Schwellung nicht mehr fließen und es kommt folglich zur verstopften Nase. Da dieses feucht-warme Milieu perfekt für Krankheitserreger ist, können diese sich nun vermehren und eine Entzündung verursachen. Die Druckschmerzen an Wangen und Stirn sowie Schmerzen beim Nach-vorne-Beugen gehören zu den typischen Zeichen einer Sinusitis. DMSO in der Anwendung hemmt die Entzündung und schützt die Nasenschleimhäute vor Viren und Bakterien. Eine Heilung wird dadurch gefördert, die Schmerzen werden gelindert und die Nasenschleimhäute können abschwellen. Weiterhin bindet auch hier das DMSO die freien Radikale, ebenso die Giftstoffe, und transportiert sie aus dem Körper.

Zutaten:
15 ml reines DMSO 99,9 %
85 ml Magnesiumchlorid-Lösung

Zubereitung:
Vermischen Sie die 15 ml DMSO mit 85 ml Magnesiumchlorid.

Anwendung:
Mithilfe eines Wattestäbchens oder einer Pipette tragen Sie diese Lösung vorsichtig und sanft in der Nase auf. Dies können Sie ruhig mehrmals am Tag vornehmen, bis zur vollständigen Heilung.

Tipp:
Eine weitere sehr gute Möglichkeit ist eine parallele Nasenspülung mit Kochsalz, die Sie dreimal am Tag vornehmen können. Die gesamte Nase und die Nebenhöhlen werden gereinigt und von Krankheitserregern und Schmutz befreit. Fertige Portionsbeutel des Kochsalzes, ebenso eine Nasendusche, erhalten Sie in Drogeriemärkten, die Sie nur noch mit der angegebenen Menge an Wasser vermischen können.
Die Spülung eignet sich auch wunderbar bei Allergien und normalem Schnupfen.

Behandlung bei Phantomschmerzen

Wie bereits bei Punkt „**Behandlung zum Gewebeschutz (Amputation)**" beschrieben, können Phantomschmerzen sehr gut mit DMSO behandelt werden. Diese treten oft nach einer Amputation auf und zeigen Symptome wie ein typisches Kribbeln bei eingeschlafenen Gliedern. Weiterhin können die amputierten Bereiche zucken, schmerzen und empfindlich auf Berührungen reagieren. Der Grund hierfür können unter anderem durchtrennte Nerven sein, die bei einer Amputation vorkommen. DMSO setzt genau dort an und kann den Bereich regenerieren sowie Schmerzen lindern und eine Heilung beschleunigen.

Zutaten:
0,1 Gramm DMSO pro Kilogramm Körpergewicht
300 ml Wasser, Tee oder Saft, dabei ist die Sorte des Tees oder des Safts ganz Ihnen und Ihrem Geschmack überlassen

Zubereitung:
Stellen Sie eine DMSO-Lösung her und mischen Sie diese beliebig mit 300 ml Wasser, Tee oder Saft.

Anwendung:
Trinken Sie die Lösung bei Bedarf, wenn Sie spüren, dass die Phantomschmerzen auftreten.

Behandlung bei Prellungen und Verstauchungen

Auch wenn Prellungen und Verstauchungen meistens durch Sport auftreten, so können auch im Alltag derartige Beschwerden entstehen. Während es zu einer Quetschung der Muskeln, der Haut und des Fettgewebes bei einer Prellung kommt und dadurch ein blauer Fleck auftritt, sind bei einer Verstauchung die Gelenkkapseln und Bänder durch eine Verletzung betroffen. Bei beiden Beschwerden sind jedoch Schwellungen typisch. DMSO ist ein tolles Heilungsmittel sowohl für Verstauchungen als auch für Prellungen, da die Schmerzen gelindert, die Entzündung gehemmt, die Schwellung gemindert und die Durchblutung gefördert wird. Auch wirkt es regenerierend und gefäßerweiternd, was bei blauen Flecken zugutekommt, sodass die Verletzungen viel schneller abheilen können.

Zutaten:
DMSO in der richtigen Konzentration für den entsprechenden Bereich, den Sie behandeln wollen
wenn Sie möchten, können Sie der Lösung einen Esslöffel Diclofenac-Salbe beimischen

Zubereitung:
Stellen Sie eine DMSO-Lösung entsprechend des zu behandelnden Bereichs her und mischen Sie diese nach Ihrem Belieben mit einer Diclofenac-Salbe.

Anwendung:
Geben Sie diese Mischung bestenfalls direkt nach einer Prellung oder Verstauchung auf den betroffenen Bereich und wiederholen Sie dies mehrmals am Tag, bis zur Abheilung.

Behandlung bei akuter und chronischer Prostatitis

Ist die Prostata, also die Vorsteherdrüse, bei einem Mann entzündet, spricht man von einer Prostatitis, einer Erkrankung, die relativ oft auftreten kann. Es kommt meist zu Schmerzen beim Wasserlassen oder auch beim Ejakulieren. DMSO kann die Entzündung hemmen und weiterhin andere wichtige Wirkstoffe, wie ein Antibiotikum, huckepack in die Prostata transportieren, um eine schnelle Hemmung der Entzündung zu vollziehen und eine Regeneration der Prostata zu erzielen. Ein weiterer Vorteil ist die entwässernde Wirkung, so werden Schadstoffe besser und schneller aus dem Körper geleitet, was die Prostata um ein Vielfaches schneller genesen lässt.

Zutaten:
DMSO in einer Konzentration von 20 % (20 % DMSO und 80 % Wasser)
300 ml Wasser, Tee oder Saft, dabei ist die Sorte des Tees oder des Safts ganz Ihnen und Ihrem Geschmack überlassen

Zubereitung:
Stellen Sie eine DMSO-Konzentration von 20 % her und mischen Sie sie nach Ihrem Belieben mit 300 ml Wasser, Tee oder Saft.

Anwendung:
Trinken Sie die Lösung einmal am Tag für die Dauer von zwei Monaten und eine Besserung wird schnell eintreten.

Hinweis:
Sollten Sie bei einer Prostatitis bereits Antibiotikum einnehmen, sprechen Sie vorher mit Ihrem Arzt über eine kombinierte Behandlung mit DMSO.

Behandlung bei Rheuma

Bei Rheuma handelt es sich um eine Autoimmunerkrankung mit mehreren chronisch entzündeten Gelenken, welche meist einen familiären Ursprung hat und genetisch weitervererbt werden kann. Allerdings können auch äußere Faktoren, wie etwa Rauchen, eine falsche Ernährung, das Alter sowie Infektionen diese Krankheit begünstigen und voranschreiten lassen. DMSO bei Rheuma hat vor allem durch seine entzündungshemmende und schmerzstillende Wirkungsweise bereits viele positive Ergebnisse erzielt. Ebenfalls können notwendige Medikamente gegen Rheuma durch DMSO besser in den Körper geschleust werden und an den Stellen andocken, die eine Heilung und Schmerzlinderung benötigen.

Zutaten:
DMSO in der richtigen Konzentration für den entsprechenden Bereich, den Sie behandeln wollen
60 ml Magnesiumchlorid-Lösung

Zubereitung:
Stellen Sie eine DMSO-Konzentration entsprechend des zu behandelnden Bereichs her und mischen Sie 40 ml der Lösung mit 60 ml Magnesiumchlorid. Geben Sie die Mischung bestenfalls in eine Sprühflasche.

Anwendung:
Sprühen Sie die Lösung großzügig auf die betroffenen Körperstellen auf und lassen Sie sie etwa 20 bis 40 Minuten einwirken, bevor Sie den Bereich mit klarem Wasser wieder abspülen. Führen Sie die Behandlung fort, bis die Symptome abgeklungen sind.

Behandlung bei Sklerodermie

Auch die rheumatisch bedingte Sklerodermie ist eine Autoimmunerkrankung, bei der sich das Immunsystem gegen den eigenen Organismus stellt. In diesem Fall sind oftmals die Haut und die inneren Organe betroffen. Das häufigste Symptom ist die Verhärtung der inneren und äußeren Haut, einhergehend mit drastischen Schmerzen. Die Sklerodermie ist eine der ersten Erkrankungen, die mit DMSO behandelt wurde. Die ersten Erfolge mit DMSO während einer Forschung konnten schon in den 1960er Jahren erzielt werden. Symptome, die mit einer Sklerodermie auftreten, können mit DMSO merklich gelindert werden.

Zutaten:
DMSO in einer Konzentration von 50 % (50 % DMSO und 50 % Wasser)
Nicotinsäure 50 %

Zubereitung:
Stellen Sie eine DMSO-Lösung von 50 % her und mischen Sie diese mit einer Nicotinsäure 50 %, welche Sie in der Apotheke erwerben können, zu einer Salbe.

Anwendung:
Reiben Sie die betroffenen Körperbereiche mit der DMSO-Salbe ein und Sie werden rasch eine Linderung Ihrer Beschwerden feststellen können. Führen Sie die Behandlung bis zur Besserung fort.

Anmerkung:
Alternativ können Sie auch eine DMSO-Lösung von 70 % herstellen und diese mit Wasser vermischen.

Behandlung bei Schilddrüsenerkrankungen

Schilddrüsenerkrankungen treten in jeder Altersgruppe auf und sind keine Seltenheit. Die häufigsten und bekanntesten Formen sind die Schilddrüsenüberfunktion und die Schilddrüsenunterfunktion aufgrund hormoneller Fehlfunktionen. Während bei einer Überfunktion die Schilddrüse zu viele Hormone bildet und dadurch der Stoffwechsel auf Hochtouren fährt, kann die Schilddrüse bei einer Unterfunktion nur sehr wenige Hormone bilden und der Körper mit Abgeschlagenheit reagieren. Die Schilddrüse kann sich bei beiden Arten in Größe und Beschaffenheit ändern. Mit DMSO als Behandlungsmittel wird das gesamte Immunsystem gefördert und bei einer inneren Anwendung die Schilddrüse direkt angesprochen. Auch bringt DMSO Schilddrüsenmedikamente schneller zu diesem Organ und steigert deren Wirkung.

Da Sie mit Ihrem Arzt bei einer Erkrankung der Schilddrüse sprechen sollten, vor allem, wenn bereits Medikamente eingenommen werden, kann dieser Ihnen die für Sie passende DMSO-Dosierung nennen, sodass es zu keiner Überdosierung mit den Arzneimitteln kommt.

Behandlung bei Schleimbeutelentzündungen

Als eine Art Polster zwischen den Muskeln, Bändern und Knochen werden die Schleimbeutel bezeichnet, deren Aufgabe es ist, Druck und Reibung abzufangen. Kommt es zu einem heftigen Stoß oder zu einer starken Reibung und zu starkem Druck, können sich die Schleimbeutel entzünden. Die Entzündung kann sowohl akut als auch chronisch sein. Durch die positive Eigenschaft, rasch in Zellen zu gelangen, ist DMSO bei Schleimbeutelentzündungen eine sehr gute Behandlungsmethode, auch um andere Medikamente und Wirkstoffe effektiver ans Ziel zu bringen. DMSO blockiert die Vermehrung von Viren und Bakterien, hemmt die Entzündung und stillt den Schmerz. Da gerade bei Entzündungen immer freie Radikale vorhanden sind, fängt DMSO diese ein und schleust sie aus dem Körper, sodass dieser entlastet wird und die Zelle sich regenerieren und schneller heilen kann.

Zutaten:
DMSO in der richtigen Konzentration für den entsprechenden Bereich, den Sie behandeln wollen

Zubereitung:
Stellen Sie eine DMSO-Lösung entsprechend des betroffenen Bereichs mit Wasser her und mischen Sie alles miteinander.

Anwendung:
Geben Sie die Lösung sowohl am Morgen als auch am Abend auf die betroffenen Körperregionen und führen Sie die Behandlung so lange fort, bis Sie eine Besserung der Beschwerden feststellen können. Lassen Sie die Lösung etwa 20 bis 40 Minuten einwirken und waschen Sie den Körperbereich anschließend mit klarem Wasser wieder ab.

Behandlung bei Sarkoidose

Bilden sich im Bindegewebe im ganzen Körper kleine Knötchen, spricht man von einer Sarkoidose aufgrund einer übermäßigen Reaktion des Immunsystems. Die Lunge und auch die Lymphknoten sind hier am meisten befallen. DMSO unterstützt das Immunsystem, transportiert freie Radikale ab, wodurch die Zellen entgiften, hindert Bakterien am Wachstum und stoppt Entzündungen.

Zutaten:
50 ml reines DMSO 99,9 %
50 ml Wasser

Zubereitung:
Stellen Sie eine Lösung aus 50 ml DMSO und 50 ml Wasser her und mischen Sie beides gut, bevor Sie es vorzugsweise in eine Sprühflasche abfüllen.

Anwendung:
Sprühen Sie die Lösung einmal am Tag auf die betroffenen Körperbereiche und lassen Sie diese etwa 20 bis 40 Minuten einwirken, bevor Sie die Stelle wieder mit klarem Wasser abwaschen. Führen Sie die Behandlung etwa vier Wochen fort.

Behandlung bei Sehnenscheidenentzündung

Die Sehnenscheidenentzündung kommt durch eine übermäßige Beanspruchung der Sehnenscheide zustande und ist eine Form der Gelenkentzündung, die häufig im Handgelenk auftritt, aber auch als sogenannter Tennisarm vorkommen kann. Die Sehnenscheidenentzündung kommt besonders dort vor, wo eine höhere Beanspruchung herrscht, wie beispielsweise im Handgelenk, und ist eine Art Hülle, gefüllt mit einer Gelenkschmiere, die die Sehnen umgibt und vor Schäden schützt. Meist ist die Entzündung sehr schmerzhaft und die Bewegungsfähigkeit eingeschränkt. DMSO als Therapiemittel lindert die Schmerzen, hemmt die Entzündung und sorgt für eine schnellere Genesung.

Zutaten:
DMSO in der richtigen Konzentration für den entsprechenden Bereich, den Sie behandeln wollen

Zubereitung:
Stellen Sie eine DMSO-Lösung entsprechend der betroffenen Körperstelle mit Wasser her und mischen Sie sie gut.

Anwendung:
Tragen Sie die Mischung dreimal am Tag auf den betroffenen, gereinigten Körperbereich auf und lassen Sie die Lösung etwa 20 bis 40 Minuten einwirken, bevor Sie mit klarem Wasser die Stelle wieder abwaschen. Führen Sie die Behandlung so lange fort, bis die Beschwerden abgeklungen sind.

Behandlung bei Sonnenbrand

Kommt es aufgrund der UV-Strahlung der Sonne zu einer Verbrennung der Haut, spricht man von einem Sonnenbrand, mit roter, empfindlicher und schmerzender Haut, die in einigen Fällen auch Bläschen bilden kann. Da DMSO bekannt dafür ist, einen Schutz vor Strahlenschäden zu bilden und Entzündungen zu heilen, ist bei Sonnenbrand diese Behandlung sehr zu empfehlen, vor allem mit einer Mischung aus Aloe vera, da der Haut zusätzliche Feuchtigkeit gespendet wird, was bei einem Sonnenbrand unerlässlich ist. DMSO in seiner Wirkung beschleunigt den Heilungsprozess, verringert die Rötung und die Schmerzen, ebenso hilft es den verletzten Hautschichten bei der Regeneration.

Zutaten:
0,1 Gramm DMSO pro Kilogramm Körpergewicht
zwei Esslöffel Aloe-vera-Gel

Zubereitung:
Stellen Sie eine 50:50-Mischung aus DMSO und einem Aloe-vera-Gel her.

Anwendung:
Geben Sie die Salbe auf die Körperstellen mit Sonnenbrand und profitieren Sie von der feuchtigkeitsspendenden, kühlenden, wundheilenden und regenerierenden Wirkung. Wiederholen Sie die Anwendung, bis der Sonnenbrand abgeklungen ist.

Hinweis:
Mischen Sie die Salbe mit Aloe-vera-Gel immer frisch an, aufgrund der kurzen Haltbarkeit von Aloe vera.

Auch bei Juckreiz, Hautausschlägen und wunden Hautstellen durch Allergien kann diese Salbe angewendet werden.

Behandlung bei Tinnitus

Als Tinnitus wird nicht nur das typische lästige Piepen im Ohr beschrieben, sondern ganz allgemein auch langanhaltende und hartnäckige Ohrgeräusche. Mit Geräuschen sind keine äußeren Geräusche aus der Umwelt gemeint, sondern in uns selbst produzierte Töne. Verantwortlich dafür ist eine Überaktivität des Hörnervs, durch einen plötzlichen Schallüberdruck und eine daraus resultierende falsche Wahrnehmung im Hörzentrum des Gehirns. DMSO kann in diesem Fall in Form von Ohrentropfen helfen und die Symptome abmildern.

Zutaten:
15 ml reines DMSO 99,9 %
85 ml Magnesiumchlorid-Lösung

Zubereitung:
Stellen Sie eine Lösung aus 15 ml DMSO und 85 ml Magnesiumchlorid her.

Anwendung:
Geben Sie dreimal am Tag mit einem Wattestäbchen oder einer Pipette vorsichtig die Mischung ins Ohr, bis die Symptome abgeklungen sind.

Behandlung bei Trigeminusneuralgie (Schmerzen im Gesicht)
Kommt es zu einer Störung der Funktion des fünften Hirnnervs, genannt Trigeminusnerv oder Drillingsnerv, verursacht dies starke Schmerzen im Gesicht, die periodenmäßig und plötzlich auftreten. An diesen Stellen lindert DMSO die Schmerzen und hemmt die Entzündung.

Zutaten:
DMSO in einer Konzentration von 25 % (25 % DMSO und 75 % Wasser)

Zubereitung:
Stellen Sie eine DMSO-Lösung von 25 % mit 75 % Wasser her.

Anwendung:
Geben Sie die Mischung einmal am Tag auf das gereinigte Gesicht auf und lassen Sie sie etwa 20 bis 40 Minuten einwirken, bevor Sie Ihr Gesicht mit klarem Wasser wieder abwaschen. Die Behandlung können Sie bei Bedarf anwenden.

Tipp:
Tragen Sie nach der Anwendung eine Feuchtigkeitscreme auf, um Ihr Gesicht vor dem Austrocknen zu bewahren.

Behandlung bei Warzen
Bei Warzen handelt es sich um unschöne Wucherungen der Haut, ausgelöst durch die Humanen Papillomviren, die schwer wieder loszuwerden und zudem sehr hartnäckig sind. Gelangen diese Viren durch Hautrisse oder Verletzungen in die Haut, sorgen sie für eine Zellvermehrung. Aufgrund seiner antiviralen und regenerierenden Wirkung greift hier DMSO und sorgt für eine

schnelle Wirkung anderer Stoffe speziell gegen Warzen. In Apotheken gibt es bereits Fertigpräparate gegen Warzen mit DMSO.

Zutaten:
DMSO in der richtigen Konzentration für den entsprechenden Bereich, den Sie behandeln wollen

Zubereitung:
Stellen Sie eine DMSO-Lösung mit Wasser her und mischen Sie diese gut.

Anwendung:
Geben Sie die Mischung mit einem Wattestäbchen mehrmals am Tag über mehrere Tage direkt auf die Warze. Lassen Sie die Lösung etwa 20 bis 40 Minuten einwirken und waschen Sie anschließend die Körperstelle mit klarem Wasser wieder ab.

Behandlung bei Zecken, Viren, Pilzen, Juckreiz, Herpes und Bakterien

Obwohl DMSO nicht alles heilen kann, sondern in diesen Fällen lediglich die Symptome lindert, ist seine vielfältige Wirkungsweise bemerkenswert. Schmerzen werden gemindert, die wird Heilung gefördert und jegliche Bakterien, Viren, Pilze und Co. werden abgetötet. Aufgrund seiner Ganzheitlichkeit ist es dabei völlig egal, um welche Bakterien und Viren es sich handelt, selbst ein Nagelpilz hat keine Chance gegen DMSO.

Zutaten:
DMSO in der richtigen Konzentration für den entsprechenden Bereich, den Sie behandeln wollen

Zubereitung:
Stellen Sie eine DMSO-Lösung mit Wasser entsprechend des zu behandelnden Bereichs her.

Anwendung:
Tragen Sie die Mischung dreimal am Tag, bis zur vollständigen Heilung, auf die entsprechenden Körperbereiche auf. Viren, Bakterien und Pilze werden keine lange Überlebenschance haben.

Praxisleitfaden: DMSO-Mischpräparate herstellen

DMSO in der reinen Form selbst herzustellen, ist privat leider nicht möglich. Obwohl es sich um eine natürliche Form aus Holz handelt, ist die Gewinnung von DMSO nur durch eine katalytische Oxidation mit Sauerstoff und Distickstofftetroxid möglich. Ein Erwerb von reinem DMSO ist aus diesem Grund nur im Handel gegeben.

Eine Oxidation ist eine chemische Reaktion, in der ein bestimmter Stoff, in diesem Fall Sauerstoff, ein oder mehrere Elektronen abgibt und zu einem neuen Stoff wird. Ein Katalysator, in diesem Fall Distickstofftetroxid, beschleunigt diesen Prozess der Oxidation.

Möchten Sie DMSO-Mischpräparate selbst herstellen und mit einem weiteren Wirkstoff kombinieren, erhalten Sie ein Kombinationspräparat, welches tiefer und schneller in die Hautschichten vordringt, da DMSO, wie bereits mehrfach erwähnt, diesen Wirkstoff huckepack in den betroffenen Bereich transportiert.

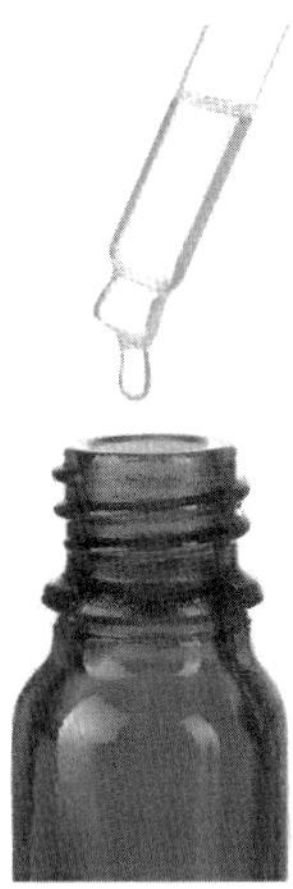

Achten Sie unterdessen darauf, dass die Trägersalben keine Konservierungsstoffe enthalten und sich für eine Mischung mit DMSO eignen.

Eine tolle, natürliche Substanz ist Aloe-vera-Gel. Eine Mischung von 50:50 ist hier durchaus denkbar. Jedoch sollten Sie die Mischung nicht zu großzügig ansetzen, da Aloe vera nicht lange haltbar ist und somit immer frisch zubereitet werden sollte.

Hier ist auch noch einmal zu erwähnen, dass Sie immer Behälter aus Glas verwenden sollten. Es empfiehlt sich außerdem, die fertigen Mischungen entsprechend zu beschriften, so wissen Sie immer, was genau Sie hergestellt haben und in welcher Konzentration.

Nachfolgend erhalten Sie weitere sehr gängige DMSO-Rezepte, die Sie ganz einfach selbst herstellen und anwenden können:

Behandlung bei Arteriosklerose

Zutaten:
1 Teelöffel DMSO
300 ml Wasser, Tee oder Saft, dabei ist die Sorte des Tees oder des Safts ganz Ihnen und Ihrem Geschmack überlassen

Zubereitung:
Mischen Sie das DMSO nach Ihrem Belieben mit Wasser, Tee oder Saft.

Dosierungsempfehlung:
Trinken Sie die Lösung dreimal täglich über drei Tage hinweg und anschließend für zwei bis drei Monate einmal täglich.

Arthrosebehandlung / Arthritisbehandlung

Zutaten:
40 ml DMSO
60 ml Magnesiumchlorid-Lösung

Zubereitung:
Mischen Sie 40 ml DMSO mit 60 ml Magnesiumchlorid miteinander.

Dosierungsempfehlung:
Tragen Sie die Lösung dreimal am Tag auf die betroffenen Gelenkbereiche, wie Knie, Hüfte, Ellenbogen, Hand und Schulter, auf. Hierbei empfiehlt sich eine Sprühflasche. Bei Arthritis können Sie die Behandlung so lange fortführen, bis die Symptome verschwunden sind, und bei einer Arthrose etwa zwei bis drei Monate.

Achten Sie darauf, dass Sie diesen Körperbereich 30 Minuten nicht abdecken.

Arthrosebehandlung im Finger

Zutaten:
60 ml DMSO
40 ml destilliertes Wasser

Zubereitung:
Mischen Sie 60 ml DMSO und 40 ml destilliertes Wasser miteinander.

Dosierungsempfehlung:
Tragen Sie die Lösung dreimal am Tag für etwa vier Wochen auf den betroffenen Bereich auf. Oftmals ist die Entzündung bereits nach der ersten Anwendung verschwunden.

Bandscheibenbehandlung

Zutaten:
10 Tropfen DMSO
etwas Wasser

Zubereitung:
Geben Sie morgens und abends 10 Tropfen DMSO in etwas Wasser.

Dosierungsempfehlung:
Trinken Sie die Lösung einmal täglich, bis Sie symptomfrei sind. Die Schmerzen werden nach kurzer Zeit bereits merklich zurückgehen.

Behandlung bei Blasenentzündung

Zutaten:
1 Teelöffel DMSO
300 ml Wasser, Tee oder Saft, dabei ist die Sorte des Tees oder des Safts ganz Ihnen und Ihrem Geschmack überlassen

Zubereitung:
Mischen Sie das DMSO nach Ihrem Belieben mit Wasser, Tee oder Saft.

Dosierungsempfehlung:
Trinken Sie die Lösung dreimal am Tag bis zur vollständigen Heilung.

Behandlung bei Fibromyalgie

Zutaten:

1 Teelöffel DMSO

300 ml Wasser, Tee oder Saft, dabei ist die Sorte des Tees oder des Safts ganz Ihnen und Ihrem Geschmack überlassen

Zubereitung:

Mischen Sie das DMSO nach Ihrem Belieben mit Wasser, Tee oder Saft.

Dosierungsempfehlung:

Trinken Sie die Lösung einmal am Tag über einen Zeitraum von zwei Monaten.

Behandlung von Grippe

Zutaten:

10 Tropfen DMSO

250 ml Wasser, Tee oder Saft, dabei ist die Sorte des Tees oder des Safts ganz Ihnen und Ihrem Geschmack überlassen

Zubereitung:

Mischen Sie das DMSO nach Ihrem Belieben mit Wasser, Tee oder Saft

Dosierungsempfehlung:

Trinken Sie die Lösung morgens, mittags und abends bis zur vollständigen Heilung.

Behandlung bei Kieferhöhlenentzündung

Zutaten:

2 Teelöffel DMSO

2 Teelöffel destilliertes Wasser

Zubereitung:

Mischen Sie zwei Teelöffel DMSO und zwei Teelöffel destilliertes Wasser gut miteinander.

Dosierungsempfehlung:

Tragen Sie die Lösung außen auf den schmerzenden Bereich, etwa auf Höhe Ihres Wangenknochens, auf.

Behandlung des Knies aufgrund von Beschwerden

Zutaten:
50 ml DMSO
50 ml Magnesiumchlorid-Lösung

Zubereitung:
Mischen Sie 50 ml DMSO und 50 ml Magnesiumchlorid miteinander.

Dosierungsempfehlung:
Tragen Sie die Lösung viermal täglich auf die betroffenen Stellen auf.

Behandlung bei Knochenhautentzündungen

Zutaten:
80 ml DMSO
20 ml destilliertes Wasser

Zubereitung:
Mischen Sie 80 ml DMSO und 20 ml destilliertes Wasser miteinander.

Dosierungsempfehlung:
Tragen Sie die Lösung mithilfe einer Sprühflasche auf die betroffenen Stellen auf. Achten Sie darauf, dass Sie diesen Körperbereich 30 Minuten nicht abdecken. Die Behandlung können Sie so lange fortführen, bis die Schmerzen verschwunden sind.

Lippenherpesbehandlung

Zutaten:
10 ml DMSO
10 ml destilliertes Wasser

Zubereitung:
Mischen Sie 10 ml DMSO und 10 ml destilliertes Wasser miteinander.

Dosierungsempfehlung:
Tragen Sie die Lösung zwei Tage lang alle paar Stunden auf den Bereich auf.

Behandlung bei Migräne

Zutaten:
1 Teelöffel DMSO
300 ml Wasser, Tee oder Saft, dabei ist die Sorte des Tees oder des Safts ganz Ihnen und Ihrem Geschmack überlassen

Zubereitung:
Mischen Sie das DMSO nach Ihrem Belieben mit Wasser, Tee oder Saft.

Dosierungsempfehlung:
Trinken Sie die Mischung und bereits nach der ersten Anwendung können die Schmerzen vollständig abklingen. Die Lösung können Sie morgens, mittags und abends trinken, bis die Schmerzen verschwunden sind.

Narbenbehandlung

Zutaten:
60 ml DMSO
40 ml Magnesiumchlorid-Lösung oder auch 40 ml Eigenurin

Zubereitung:
Mischen Sie 60 ml DMSO und 40 ml Magnesiumchlorid miteinander. Wenn Sie möchten, können Sie anstelle von Magnesiumchlorid auch Eigenurin verwenden.

Dosierungsempfehlung:
Geben Sie die Mischung großzügig auf und rund um die Narbe. Lassen Sie die Lösung etwa 20 bis 40 Minuten einwirken und waschen Sie dann den Körperbereich mit klarem Wasser wieder ab. Die Behandlung können Sie etwa zwei bis drei Monate fortführen.

Achten Sie darauf, dass Sie 30 Minuten diesen Körperbereich nicht abdecken.

Behandlung von Beschwerden der Nase wie Nasenpolypen oder Nasennebenhöhlenentzündung

Zutaten:
15 ml DMSO
85 ml Magnesiumchlorid-Lösung oder auch 85 ml Eigenurin

Zubereitung:
Mischen Sie 15 ml DMSO und 85 ml Magnesiumchlorid miteinander oder nutzen Sie anstelle von Magnesiumchlorid Eigenurin.

Dosierungsempfehlung:
Tragen Sie die Lösung mithilfe eines Wattestäbchens sanft auf. Dies können Sie ruhig mehrmals am Tag vornehmen, bis zur vollständigen Heilung.

Behandlung der Ohren bei Beschwerden wie Entzündungen und Tinnitus

Zutaten:
15 ml DMSO
85 ml Magnesiumchlorid-Lösung oder auch 85 ml Eigenurin

Zubereitung:
Mischen Sie 15 ml DMSO und 85 ml Magnesiumchlorid miteinander oder nutzen Sie anstelle von Magnesiumchlorid Eigenurin.

Dosierungsempfehlung:
Tragen Sie die Lösung mithilfe eines Wattestäbchens sanft auf. Dies können Sie ruhig mehrmals am Tag vornehmen, bis zur vollständigen Heilung.

Behandlung bei Rheuma

Zutaten:
1 Teelöffel DMSO
300 ml Wasser, Tee oder Saft, dabei ist die Sorte des Tees oder des Safts ganz Ihnen und Ihrem Geschmack überlassen

Zubereitung:
Mischen Sie das DMSO nach Ihrem Belieben mit Wasser, Tee oder Saft.

Dosierungsempfehlung:
Trinken Sie die Lösung einmal am Tag, bis eine Besserung eintritt.

Schleimbeutelbehandlung

Zutaten:
80 ml DMSO
20 ml destilliertes Wasser

Zubereitung:
Mischen Sie 80 ml DMSO und 20 ml destilliertes Wasser miteinander.

Dosierungsempfehlung:
Tragen Sie die Lösung sowohl am Morgen als auch am Abend auf die betroffenen Stellen auf. Achten Sie darauf, dass Sie diesen Körperbereich 30 Minuten nicht abdecken. Führen Sie die Behandlung so lange fort, bis die Schmerzen verschwunden sind.

Behandlung bei Schmerzen aufgrund von Bewegungen

Zutaten:
10 Tropfen DMSO
etwas Wasser

Zubereitung:
Geben Sie 10 Tropfen DMSO in etwas Wasser.

Dosierungsempfehlung:
Trinken Sie die Lösung dreimal täglich, bis die Symptome verschwunden sind. Die Schmerzen werden sehr schnell merklich zurückgehen.

Behandlung bei Schmerzen aufgrund künstlicher Gelenke

Zutaten:
10 Tropfen DMSO
etwas Wasser

Zubereitung:
Geben Sie 10 Tropfen DMSO in etwas Wasser.

Dosierungsempfehlung:
Trinken Sie die Lösung dreimal täglich, bis die Symptome verschwunden sind. Die Schmerzen werden sehr schnell merklich zurückgehen.

Behandlung bei Schulterverspannungen

Zutaten:
50 ml DMSO
50 ml Magnesiumchlorid-Lösung

Zubereitung:
Mischen Sie 50 ml DMSO und 50 ml Magnesiumchlorid miteinander.

Dosierungsempfehlung:
Geben Sie die Lösung dreimal am Tag auf Ihre Schultern, bis zur vollständigen Genesung. Nach etwa einer Stunde werden Sie eine fühlbare Besserung feststellen können.

Behandlung bei einer Sehnenentzündung

Zutaten:
40 ml DMSO
60 ml Magnesiumchlorid-Lösung

Zubereitung:
Mischen Sie 40 ml DMSO und 60 ml Magnesiumchlorid miteinander.

Dosierungsempfehlung:
Tragen Sie die Lösung dreimal am Tag, bis Sie symptomfrei sind, auf die betroffenen Gelenkbereiche, wie Knie, Hüfte, Ellenbogen, Hand und Schulter, auf. Hierbei empfiehlt sich eine Sprühflasche.

Achten Sie darauf, dass Sie diesen Körperbereich 30 Minuten nicht abdecken.

Behandlung bei Sehnenscheidenentzündungen
Zutaten:
2 Teelöffel DMSO
2 Teelöffel destilliertes Wasser

Zubereitung:
Mischen Sie 2 Teelöffel DMSO und 2 Teelöffel destilliertes Wasser miteinander.

Dosierungsempfehlung:
Tragen Sie die Lösung auf den schmerzenden Bereich dreimal am Tag, bis Sie symptomfrei sind, auf.

Behandlung bei Venenentzündungen
Zutaten:
1 Teelöffel DMSO
300 ml Wasser, Tee oder Saft, dabei ist die Sorte des Tees oder des Safts ganz Ihnen und Ihrem Geschmack überlassen

Zubereitung:
Mischen Sie das DMSO nach Ihrem Belieben mit Wasser, Tee oder Saft.

Dosierungsempfehlung:
Nehmen Sie es einmal täglich bis zur Besserung oral ein.

Die vielseitige Anwendung von DMSO, die in diesem Kapitel nochmals anhand verschiedener Erkrankungen aufgeführt wurde, macht es wahrlich zu einem Wundermittel und zu einer hilfreichen Substanz. Von den kleinen Symptomen wie einem Schnupfen bis hin zu größeren Beschwerden wie allerlei Entzündungen – das DMSO findet so gut wie überall Anwendung. Selbst zu einem strahlenden und jungen Aussehen kann es beitragen, was es in der täglichen Schönheits-Routine zu einem idealen Begleiter macht.

Bonus 1: Das sollten Sie beim Erwerb von DMSO beachten

Auch wenn DMSO zuweilen nicht wirklich in der Medizin anerkannt ist, gibt es doch zahlreiche Angebote, vor allem im Internet über kleine und größere Anbieter und auch Onlineapotheken, worüber Sie DMSO legal beziehen können. Allen voran betrifft es die Länder Deutschland, Österreich und Schweiz. Hier können Sie sich meist sicher sein, dass die Ware, welche angeboten wird, auch geprüft ist und den Anforderungen entspricht.

Dennoch gibt es einiges zu beachten, da vor allem im Internet auch vielerlei Gefahren hinsichtlich Arzneimittel lauern. Wenn Sie Ihr DMSO über einen Onlineanbieter bestellen, achten Sie weniger auf den Preis, sondern vielmehr auf Kundenbewertungen. Hierüber erhalten Sie schnell einen Eindruck des Produkts, ob es zufriedenstellend ist und positive Anwendungsergebnisse liefert. Weiterhin sollten Sie auf die pharmazeutische Reinheit von 99,9 % DMSO achten, da dies auch so vom Europäischen Arzneibund empfohlen wird. Ausgewiesen wird die Reinheit meist mit **„99,9 % Ph. Eur.“**, was so viel bedeutet wie „nach europäischem Arzneibuch“.

Exkurs:

Europäisches Arzneibuch

Das Europäische Arzneibuch vereint alle gemeinsamen Qualitätsstandards der Pharmaindustrie in ganz Europa zur Herstellung verschiedener Medikamente, um deren verwendete Substanzen zu kontrollieren und die Gesundheit der Menschen zu fördern. Als Standards sind hier Regeln zu folgenden Gesichtspunkten verankert:

- Qualität
- Prüfung
- Lagerung
- Abgabe
- Bezeichnung der Arzneimittel

bei der Herstellung verwendete Stoffe

Beschaffenheit von Aufbewahrungsbehältnissen sowie medizinischen Umhüllungen

An diesen Kriterien orientiert sich die Pharmaindustrie demnach bei der Herstellung von Arzneimitteln.

Finden Sie diesen Reinheits-Hinweis, können Sie annehmen, dass es sich um eine hochwertige Qualität und eine geprüfte Reinheit handelt. Wird diese Bezeichnung nicht erwähnt, können Sie davon ausgehen, dass das darin enthaltene DMSO eine geringe Qualität aufweist und zudem noch Verunreinigungen oder Abbaustoffe auffindbar sein könnten.

In vielen Fällen können Sie auch einsehen, ob ein deutsches Institut das DMSO getestet hat. Beachten Sie in jedem Fall auch das Gefäß, in welchem das DMSO angeboten wird. Denken Sie an die Lichtempfindlichkeit und erwerben Sie nur Produkte in einem **Braunglas- oder Violettglas** und nicht in Kunststofffläschchen, da diese wiederum Stoffe an das DMSO abgeben können und beides sich verbindet.

Die pharmazeutische Reinheit ist ein Verfahren, in welchem geprüft wird, wie rein und entsprechend frei von anderen, nicht erwünschten Substanzen ein Stoff ist. Die höchste Reinheit ist mit der Kennzeichnung „reinst" markiert und liegt bei mindestens 99 %.

Folgende DMSO-Präparate und Lösungen können Sie erwerben:

- als reine Flüssigkeit zur inneren und äußeren Anwendung
- als Creme bei Schmerzen im Bereich der Gelenke und Muskeln und nach dem Sport zur Vorbeugung von Muskelkater
- als Spray bei Prellungen, Muskelkater, Akne, Dehnungsstreifen, Krämpfen und nach Verletzungen durch sportliche Aktivitäten
- als Gel bei Schmerzen im Bereich der Gelenke und Muskeln, nach dem Sport zur Vorbeugung von Muskelkater, bei Prellungen, Muskelkater, Akne, Dehnungsstreifen, Krämpfen und nach Verletzungen durch sportliche Aktivitäten
- als Kapseln zur inneren Anwendung und für eine allumfassende Wirkung

Wenn Sie sich für einen Anbieter entschieden haben, empfiehlt es sich, vorerst eine kleine Menge zu bestellen, so können Sie zuhause testen, ob Sie dieses DMSO gut vertragen, ebenso die Reinheit. Im Kapitel **„Aufbewahrung und Kauf – Das sollten Sie wissen"** wurde beschrieben, wie Sie das DMSO auf seine reine Form testen können. Ist alles zu Ihrer Zufriedenheit, so können Sie gerne eine größere Menge bestellen.

Ein weiterer Hinweis, der Ihnen dabei hilft, seriöse Anbieter im Internet zu finden, ist, darauf zu achten, wie lange eine Firma bereits existiert. Schwarze Schafe, die nur darauf aus sind, viel Geld mit qualitativ minderwertigen Produkten zu verdienen, halten sich meist nicht lange, zudem ist der Erwerb meist ausschließlich über Amazon oder Ähnliches möglich. Meiden Sie daher diese Anbieter und suchen Sie nach Herstellern mit den besten Bewertungen.

Alternativ können Sie sich jedoch in Ihrer Hausapotheke informieren, ob reines DMSO eventuell doch hierüber bestellt und gekauft werden kann. Der große Vorteil ist der, dass Sie jederzeit einen Ansprechpartner haben und das Personal Ihnen die nötigsten Informationen über die Qualität und den Hersteller mitgeben kann.

Auch wenn Sie auf den Preis weniger achten sollten, ist auch hier einiges zu berücksichtigen. DMSO ist in seiner Herstellung sehr günstig, daher können Sie von überteuerten Anbietern ruhig Abstand nehmen, da die Qualität meist nicht besser ist. Reines DMSO ist meist günstiger als eine Mischung und bereits für einen Euro im Handtaschenformat erhältlich. Mischpräparate können dagegen um die 40 € kosten. Der Vorteil einer fertigen Mischung ist der, dass Sie selbst nichts mehr vermengen und zudem keine passenden Behälter zur Aufbewahrung erwerben müssen.

Zusammenfassend lässt sich sagen, dass Sie auf folgende Punkte achten sollten, wenn Sie DMSO verwenden oder beschaffen möchten:

- 99,9 % Ph. Eur.
- Händler mit einer Biozertifizierung (DE-ÖKO-070) oder einem TÜV-Siegel
- Braunglas- oder Violettflasche
- Hergestellt in Deutschland
- Kundenbewertungen

Der Kauf von DMSO auf einen Blick

- Achten Sie auf die Reinheit und den Vermerk von „99,9 % Ph. Eur.".

- Beachten Sie stets, in welchem Behältnis das DMSO angeboten wird, denn Braunglas oder Violettglas ist das Gefäß der Wahl.

- Schauen Sie, wie lange es diesen Anbieter bereits gibt und ob er eine Bio-Zertifizierung oder ein TÜV-Siegel besitzt.

- Lesen Sie sich die Bewertungen anderer Käufer durch, diese geben Ihnen Aufschluss über die Qualität und die Zufriedenheit mit dem Produkt.

- Bestellen Sie zunächst die kleinste angebotene Menge, so können Sie das DMSO auf Verträglichkeit testen.

- Schauen Sie auch auf den angebotenen Preis und nehmen Sie von überteuerten Angeboten Abstand.

Bonus 2: DMSO bei Haustieren anwenden

Geht es um die alternative Behandlung von Haustieren, kommt in der heutigen Zeit auch vermehrt DMSO zum Einsatz, ganz besonders bei Hunden und Pferden, die unter Beschwerden des Bewegungsapparates leiden, wie beispielsweise Arthrose, Arthritis, Zerrungen, Schwellungen oder Verstauchungen. Doch auch bei allerlei anderen Schmerzen, inneren Erkrankungen, Knochenbrüchen, Beschwerden in den Muskeln und Wunden kommt DMSO meist zur äußerlichen Anwendung zum Einsatz. Da Tiere sehr sensibel reagieren, wirkt DMSO erstaunlich positiv und vielfältig. Viele Besitzer berichten sogar von einer signifikanten Verbesserung der Beschwerden und Symptome, obwohl das Tier bereits austherapiert war oder gar als unheilbar krank galt.

Fallbeispiel Katze mit Nierenproblemen:
Im Jahr 2016 erschien ein Artikel im Magazin „Spirit of Health" über eine Katze mit akutem Nierenversagen. Diese sollte auf Anraten des Tierarztes eingeschläfert werden. Die Besitzerin wollte Ihre Katze nicht gehen lassen und ließ daher nichts unversucht. Mithilfe von DMSO mittels Injektion gab sie ihr alle sechs Stunden eine Dosis (0,5 mg DMSO pro Kilogramm Körpergewicht der Katze). Sie verringerte die Dosis auf einmal an dem Tag, nachdem Ihre Katze wieder etwas fraß und einen besseren Eindruck machte. Nach zwei Wochen zeigten die Blutergebnisse vielversprechende Werte und der Katze ging es wieder gut. Nach weiteren vier Monaten hatte die Katze so gut wie keine Symptome mehr.

Da die meisten alternativen Therapieverfahren auf meist teure Tierarztbesuche und Behandlungen folgen, bietet DMSO eine sehr kostengünstige und zugleich umfassende Alternative mit natürlichen, für den Körper nicht schädigenden Substanzen. Vor allem bei Pferden mit Problemen im Bewegungsapparat kommt DMSO sehr häufig zum Einsatz und es ist bei Tierärzten immer mehr im Kommen. Verdünnt mit Wasser wird es auf die betroffenen Körperareale aufgetragen, wo es schnell die Schichten passiert, seine Wirkung entfalten kann und Schmerzen lindert sowie Nerven blockiert. Doch nicht nur Pferde profitieren von dem Wundermittel. Auch viele Kleintiere können mit DMSO behandelt werden, ganz besonders bei äußerlichen Hauterkrankungen und Beschwerden im Knochen- und Gelenkbereich. Leidet ein Tier unter einem Bandscheibenvorfall, ist die intravenöse Gabe von Erfolg gekrönt. Diese Verabreichung gehört jedoch in die Hände eines Fachmanns, auch aufgrund der Utensilien, die dafür benötigt werden.

Prinzipiell lässt sich sagen, dass DMSO bei allen Säugetieren angewendet werden kann und bei Vierbeinern auf dieselbe Art und Weise wirkt wie bei

Menschen, auch aufgrund der gleichen Einsatzgebiete und Anwendungsbereiche. DMSO verhilft dabei zu denselben positiven Ergebnissen.

So sind die Wirkungsweisen bei Tieren ebenfalls:

- Anziehung von Wasser
- Bekämpfung von Viren, Bakterien und Pilzen
- Bindung von Schadstoffen
- Durchbrechen der Membranen bis zum Zellkern
- Entspannung der Muskulatur
- Förderung der Durchblutung
- Förderung der Wundheilung
- Hemmung der Blutgerinnung
- Hemmung der Freisetzung von schädlichen Stoffen im Körper
- Hemmung von Entzündungen
- Hemmung von Schmerzen
- Radikalfänger
- Transporteur für andere Wirkstoffe und Medikamente

Des Weiteren können starke Schädigungen des Gewebes durch DMSO behoben werden, da die Zellen und das Gewebe regeneriert werden und eine Reorganisation im Körper stattfindet. Das Immunsystem sowie der ganze Organismus der Tiere werden durch DMSO geschützt. Zellen werden bei Frost geschützt und die Kraft des Herzmuskels wird gesteigert. Auch Durchblutungsstörungen aufgrund von Strahlenbelastungen oder auch einer Unterkühlung bei unseren Tieren können mithilfe von DMSO behoben werden. Leidet ein Tier an Übergewicht, so kann DMSO einen positiven Einfluss auf die Werte des Blutfetts nehmen.

Bei richtiger Anwendung und Dosierung sind bei Tieren ebenfalls so gut wie keine Nebenwirkungen bekannt. DMSO gilt daher als sehr risikoarm und ungefährlich. Dennoch können bei einer hohen Dosierung und einer langfristigen Anwendung Hautirritationen oder gelegentliche Augenprobleme wie Kurzsichtigkeit auftreten, die jedoch alsbald wieder verschwinden.

Beispiel:
Wurde einer Katze über mehrere Tage hinweg eine zu hohe Dosis DMSO verabreicht, kann dies unter Umständen zu einer Irritation der Haut führen, was sich meist als Rötung zeigt und / oder einem Ausschlag ähnelt. Die Katze wird sich an dieser Stelle vermehrt ablecken und eventuell auch hineinbeißen. DMSO sollte in diesem Fall abgesetzt werden. Da das DMSO schon nach drei Tagen vollständig aus dem Körper verschwunden ist, wird im Zuge dessen auch die Hautirritation abklingen. Ist dies nach einigen Tagen jedoch nicht der Fall, sollte ein Tierarzt aufgesucht werden.

Für Pferde gilt hier eine Ausnahme:
Bei Pferden gilt eine tierärztliche Überwachung, sollten mithilfe von DMSO chronische Erkrankungen behandelt werden. Gleiches gilt, wenn es sich um langfristige Behandlungen handelt.

Wenngleich der Erwerb und die Lagerung dieselben Punkte umfassen wie bei der Behandlung von Menschen, so gibt es lediglich in der Dosierung Unterschiede.

Nachfolgend sehen Sie die Höhe der DMSO-Konzentration je Körperbereich:

- 60 bis 80 % DMSO vermischt mit der restlichen Prozentzahl an Flüssigkeit für Haut und Beine
- 40 bis 70 % DMSO vermischt mit der restlichen Prozentzahl an Flüssigkeit für Gelenke und Muskeln
- 25 bis 50 % DMSO vermischt mit der restlichen Prozentzahl an Flüssigkeit als Tropfen für Nase und Ohren
- 30 bis 60 % DMSO vermischt mit der restlichen Prozentzahl an Flüssigkeit für die Haut und offene Wunden
- 80 bis 90 % DMSO vermischt mit der restlichen Prozentzahl an Flüssigkeit für Warzen
- 70 % DMSO vermischt mit der restlichen Prozentzahl an Flüssigkeit für Narben

Als Faustregel lässt sich sagen, dass die Dosierung bei Tieren bei 0,5 mg pro Kilogramm Körpergewicht liegt. Hieran können Sie sich bei der Behandlung Ihres Haustieres orientieren.

Zur Verdünnung eignet sich am besten destilliertes Wasser, ganz normales Leitungswasser oder auch Magnesiumchlorid-Lösung. Möchten Sie gerne eine Salbe herstellen, weil eventuell die Flüssigkeit beim Auftragen auf Ihr

Tier Schwierigkeiten bereitet, so eignet sich hervorragend Aloe-vera-Gel für die Herstellung. Eine Salbe hat den großen Vorteil, dass sie präziser auf die betroffenen Körperbereiche aufgetragen werden kann und aufgrund der gelartigen Konsistenz besser haftet. Stellen Sie auch hier die Salbe mit Aloe vera aufgrund der kurzen Haltbarkeit immer frisch her.

Tipp:
Bevor Sie die Flüssigkeit oder die Salbe auftragen, scheiteln Sie das Fell etwas, um die Substanz so gut wie möglich direkt auf die Haut zu bringen. Alternativ können Sie die Stelle auch rasieren beziehungsweise scheren. Zum Applizieren eignet sich eine Pipette, mit der Sie die Flüssigkeit gezielt auf die betroffene Stelle tröpfeln können. Auch einen Pinsel mit steiferen Borsten können Sie verwenden, dadurch kann die Lösung besser einmassiert werden.

Bei Hunden mit Problemen im Bauchbereich ist das Auftragen von DMSO als Creme oder Salbe geeignet, da an dieser Stelle weniger Haare wachsen. Achten Sie jedoch darauf, dass Ihr Hund sich nicht sofort nach der Einreibung hinlegt.

Bevorzugen Sie eine innere Anwendung, so dürfen Sie gerne etwas kreativ werden, da auch manche Tiere, vor allem Katzen, sehr empfindlich auf andere Geschmäcker reagieren und DMSO leicht bitter schmeckt. Ob Sie es nun ins Trinkwasser geben, mit dem Futter vermischen oder auf das Lieblingsleckerli träufeln, das können Sie bei Ihrem Liebling einfach ausprobieren.

Tipp:
Laut einigen Erfahrungsberichten ist die Kombination DMSO mit Hackfleisch bei Katzen und Hunden sehr beliebt.

Bei Nagetieren wie Kaninchen, Meerschweinchen und Mäusen empfiehlt sich die Verabreichung mittels einer kleinen Spritze direkt ins Mäulchen.

Hinweis:
Bedenken Sie, dass Sie vermutlich Verluste hinnehmen müssen, da das Tier oftmals nicht leer trinkt oder das Futter nicht ganz auffrisst. Eine höhere Dosierung von etwa 5 % ist demnach machbar, aber nicht zwingend notwendig.

Zusammenfassendes für die Behandlung mit DMSO bei Ihrem Haustier:

- Es darf gerne eine etwas höhere Dosierung hergestellt werden, aufgrund der Verluste, die Sie hinnehmen müssen. Auch bei einer Creme können diese Verluste auftreten, da ein Tier in der Regel nicht 20 Minuten still sitzen oder liegen bleibt.
- Behandeln Sie Ihr Tier mit einer DMSO-Creme, so massieren Sie diese gut ein, um die bestmöglichen Ergebnisse zu erhalten.
- Aloe-vera-Gel hilft, dass die Substanz besser im Fell haftet.
- Die besten Heilerfolge bei Tieren sind bei Beschwerden des Bewegungsapparates.
- Eine DMSO-Konzentration von 70 bis 75 % ist optimal bei äußerlicher Anwendung.
- Sie können DMSO mehrere Male am Tag bei Ihrem Tier anwenden.
- Eine Behandlung der Augen, Nasen und Ohren erfordert dieselbe Dosierung wie bei Menschen. Sehen Sie hierzu die Angaben im Kapitel „Über die richtige Anwendung – Einnahme und Darreichungsformen".
- Eine Lösung mit maximal 80 % DMSO ist bei offenen Wunden oder Geschwüren durchaus denkbar. Die Heilung der Wunde ist meist binnen eines Tages erfolgt.
- Hunde bekommen bei einer oralen Anwendung drei bis sechs Milliliter, also einen bis zwei Teelöffel.
- Katzen bekommen bei einer oralen Anwendung zwei Milliliter am Tag.
- Muss Ihr Tier Veterinär-Medikamente einnehmen, achten Sie auf potenzielle Wechselwirkungen.
- Geben Sie bei der oralen Einnahme die Lösung mit ins Futter oder verwenden Sie eine kleine Spritze und geben Sie es direkt ins Maul.
- Um präventiv und vor allem natürlich gegen Zecken und Flöhe vorzugehen, können Sie alle drei bis vier Tage einige Tropfen DMSO über das Futter geben.
- DMSO eignet sich zur Anwendung bei allen Tieren, lediglich bei Vögeln und Amphibien fehlen Studien und Tests.

Welche Beschwerden und Symptome Ihr Tier auch immer hat, einen Versuch, diese mit DMSO zu behandeln, ist es allemal wert, ohne die Gabe von Medikamenten, die oftmals noch Nebenwirkungen mitbringen und vom Körper abgebaut werden müssen. Sie dürfen dies auch in Eigenregie durchführen, ohne vorher einen Tierarzt zu konsultieren. Natürlich sollten Sie Kontakt aufnehmen, sofern die Beschwerden und Symptome anhalten und keine sehenswerte Besserung eintritt. Haben Sie dennoch Bedenken, DMSO bei Ihrem Liebling anzuwenden, so fragen Sie gerne Ihren Tierarzt nach einem fertigen Präparat, welches mit DMSO angereichert wurde.

Über die Vielfalt von DMSO

Was ein Mensch oder Tier benötigt, stellt in vielen Fällen unsere wunderbare Natur zur Verfügung. Es ist kaum zu glauben, dass Dimethylsulfoxid mit diesem so chemisch klingenden Begriff ein reines Naturprodukt ist und nebenbei die umfangreichste und ganzheitlichste Wirkungsweise besitzt. Kein anderes Mittel konnte bislang diese Vielfalt überbieten. Es ist daher sehr schade, dass DMSO nach wie vor noch von so vielen Menschen, Pharmaindustrien und Ärzten gemieden wird. DMSO ist ganz und gar nicht gefährlich, es wird sogar behauptet, es sei siebenmal sicherer als Aspirin.

Viele schulmedizinische Medikamente kommen bei vielen Erkrankungen und Beschwerden, wie etwa Entzündungen und Schmerzen, an ihre Grenzen. Doch damit nicht genug, denn Nebenwirkungen sind oftmals ein Begleiter von diesen Medikamenten, die unser Körper neben der eigentlichen Krankheit auch abbauen muss, wodurch eine Doppelbelastung im Organismus herrscht.

Da DMSO bei korrekter Anwendung so gut wie keine Nebenwirkungen aufweist und vielfältige Heilwirkungen mit sich bringt, ist ein Versuch, Probleme und Beschwerden damit zu behandeln, es allemal wert. Es kostet nicht viel und bei Narben und kleineren Hautbeschwerden können Sie sich zunächst selbst ein Bild machen. Da die Wirkung so umfangreich ist, ist es wichtig, dass immer mehr Menschen auf dieser Welt dieses Wissen darüber erhalten, um ein gesundes, beschwerdefreies und glückliches Leben zu führen. Denn darum geht es, das Leben zu genießen, jeden einzelnen Tag zum Besten seines Lebens zu machen und unangenehmen Beschwerden keinen Raum mehr zu geben, von den schönen Dingen abzulenken. Lassen Sie DMSO seinen Teil dazu beitragen und holen Sie es sich für Ihre Hausapotheke als bestmögliche Unterstützung.

Schön, dass Sie diesen Ratgeber gelesen haben. Tragen Sie das neu erworbene Wissen gerne in die Welt und profitieren Sie bei zukünftigen Problemen von dem Geschenk der Natur, DMSO. Vorwort

Betrachtet man sich die Schule gestern, heute und morgen, lässt sich leicht feststellen, dass traditionelle Bildungssysteme vor dem Hintergrund der Anforderungen moderner Gesellschaften längst überholt sind und von revolutionäreren Systemen ersetzt werden sollten. Die größte Herausforderung der modernen Welt ist die Komplexität, die mit gesellschaftlichen Veränderungen einhergeht. Anstatt auf diese Veränderungen zu reagieren, verharren pädagogische Institutionen in veralteten Funktionen. Das führt dazu, dass sich die Bildungsungleichheiten weiter verschärfen. In einer Welt, die sich in einem so radikalen Wandel befindet, in der Technologien auf sämtliche Kontexte des Lebens einwirken, die besondere Kompetenzen erfordert und sich mit einer gigantischen Menge an Wissen arrangieren muss, ist es die Aufgabe der

Schule, vollkommen neu zu denken. Um eine Bildung zu ermöglichen, die für die Zukunft tauglich ist, müssen hierzu einige Strukturen neu gedacht werden. Dabei müssen nicht nur die Technologien angepasst, sondern auch Methoden und Inhalte von Lernprozessen unweigerlich überdacht werden. Veränderte Inhalte führen dabei dazu, dass sich der Wissens- und der Denkhorizont der Schüler erweitern. Neben den Inhalten müssen zukünftig auch Lernwege individualisierter gestaltet werden, um der Heterogenität der Bildungswege zu entsprechen. Aus diesem Grund wird es zukünftig nötig sein, neue Organisationsformen einzuführen, innerhalb derer das Lernen in geschützten Zusammenhängen stattfinden kann. Hierzu kann die Waldorfpädagogik einen ersten Ansatz leisten.